口腔ケアで「元気で長生き!」

訪問歯科診療のすすめ

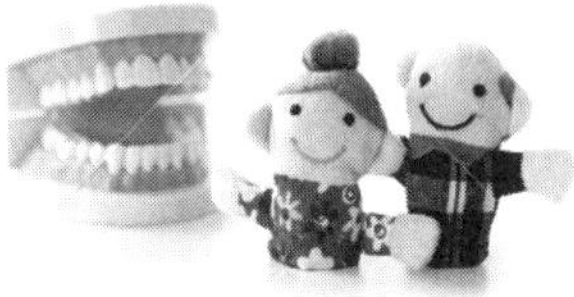

一般社団法人日本訪問歯科協会・監修

はじめに

食べることは生活力を向上させる

我が国では健康に健やかに人生が送れるようにと、「食育」が教育にも取り入れられています。しかし、どんなに体に良い食材を調理しても、よく噛めなければ栄養にはなりません。我が国は長寿大国として平均寿命は延びていますが、要介護人口の増加にも直面しています。日本訪問歯科医学会は約629万人（2017年1月時点）にのぼる要介護の方々の口腔ケアに取り組み、口の機能を通じて体と心の健康に多大な貢献をなしてきました。

しかしながら、訪問診療の現場では、診療、ケア、リハビリテーションにおいて、義歯の修理・調整や口腔衛生の確保などの短期目標にばかり目が向き、咀嚼機能の維持管理、口腔衛生の維持、ターミナル・デンティストリーとしての「看取りのケア」、栄養改善から口腔機能維持管理、経口摂取維持などの中長期的な目標への取り組みが十分になされている段階には達していません。

通院困難な患者さんの生活力を向上させるためには、訪問診療の中長期的な目標の設定と、それに向けた取り組みが必要になります。

例えば、なんとか自宅で暮らせる要介護状態の方の低栄養リスクを改善するためには、栄養サポートチームに歯科が関わるなど、在宅医療における歯科の領域を広げることが必要になります。これがひいては我が国の健康寿命を延ばすことにつながります。

これらの実現のため、歯科医、とりわけ私たち日本訪問歯科医学会の使命は大きいことを肝に銘じています。今回、この本を出版することで、まだ訪問歯科診療に取り組んでいない歯科医のみなさまにも目覚めていただき、新たに訪問歯科診療を学び、取り組んでいただくよう、期待しています。

２０１７年10月

日本訪問歯科医学会　学会長　野坂洋一郎

歯科医の〈訪問診療〉が切実に求められる時代

日本は2007年に超高齢社会を迎え、自宅や施設で介護を受ける寝たきりの高齢者が増えています。それは「歯科医院に通えない方々が増えている」という意味でもあります。

かつて歯科医は往診しないものという認識がありました。現在は違います。寝たきりの高齢者のために、歯科医が自らご自宅や施設に出向き、訪問診療をすることが必要な時代になったのです。

介護の現場でも、口のことは後回しにされ、おろそかにされがちです。「歯が痛い」「入れ歯が合わない」といった具体的な困りごとがないと、寝たきりの高齢者たちも歯科診療の必要を訴えません。ところが、寝たきり高齢者の口腔ケアは、「命にかかわる大切なこと」です。口腔内の状況が悪いため、自分の力で食べ物を飲み込めなくなる方もいます。食べ物と一緒に飲み込んだ菌が肺に入り、誤嚥性肺炎を引き起こし、死に至る例も少なくありません。

つまり、訪問歯科診療で日常的に口腔ケアをし、お口を清潔に保つことは、寝たきりの高齢者のためにされるべき重要な介護のひとつなのです。

　こうした時代の要求を受けて、２０００年に日本訪問歯科協会が発足。多くの協会歯科医が訪問歯科に対応する技術や心構えを学び直し、日々、訪問診療に取り組んでいます。

　しかし、訪問歯科診療に対する理解はまだ十分とは言えません。歯科医の中にも、訪問歯科診療の必要性を理解していない方も多くおられます。本当はすべての歯科医が訪問診療に取り組まなければ足りない現状があります。また、介護にあたっている介護士さんの中にも、口腔ケアの認識が低く、日頃のケアを十分されていない方が多いのも実情です。寝たきりの高齢者ご本人も、自宅で介護されているご家族も、医療保険や介護保険を利用して歯科医院に通うのと変わらない診療が受けられること、全国ほぼどの地域にも電話ひとつで来てくれる歯科医がいることをご存知ない方がたくさんおられます。

　私たちは、もっと訪問歯科診療を知っていただきたい、活用していただきたいと願い、この本をまとめました。どうぞこの本を読んで、日頃の口腔ケアの大切さを改めて理解し、訪問歯科診療に対する理解を深めていただけることを願っています。私たちは、訪問して歯科診療を行うだけでは満足せず、ご家族や介護事業者、ヘルパー、医師などが密に連絡をとることによって、訪問歯科診療および口腔ケアを求められる方の精神的な健康も視野においた、質の高い訪問診療を目指しています。

２０１７年10月

日本訪問歯科協会　理事長　守口憲三

もくじ

Part 1

お口の介護で、高齢者も介護従事者も救われる

Part 2

お口の介護「訪問歯科診療」を受けるには

Part 3

家庭で手軽にできる「口腔ケア」と「お口のリハビリ」

Part 4

口腔ケアのプロフェッショナル！訪問歯科診療の名医たち

伊藤英一　伊藤歯科医院院長（北海道函館市）……114
守口憲三　守口歯科クリニック院長（岩手県盛岡市）……120
渡部圭一　渡部圭一歯科院長（福島県会津若松市）……126
中井巳智代　なかい歯科クリニック院長（茨城県猿島郡境町）……132
渡辺純一　渡辺歯科クリニック院長（栃木県那須塩原市）……138
冨所武宣　冨所歯科医院院長（群馬県高崎市）……144
浅賀勝寛　浅賀歯科医院院長（埼玉県越谷市）……150
坂口　豊　坂口歯科医院院長（千葉県千葉市）……156
齋藤康暢　さいとう歯科医院院長（東京都足立区）……162
玉井一樹　玉井歯科医院院長（長野県東筑摩郡麻績村）……168
義永　隆　仲町歯科医院院長（静岡県周智郡森町）……174
西村有祐　西村歯科院長（大阪府堺市）……180
二木由峰　にき歯科医院院長（広島県江田島市）……186
戸田信彦　戸田歯科医院院長（山口県柳井市）……192
松尾東洋彦　松尾歯科医院院長（福岡県福岡市）……204
吉原正明　吉原歯科医院院長（兵庫県三田市）……210
参考症例　菅田貴志　スガタ歯科医院院長（香川県高松市）……198

Part

1

お口の介護で、高齢者も介護従事者も救われる

訪問歯科診療が注目され、重視されている理由

なかい歯科クリニック院長
中井巳智代

◎歯医者に通えない人が増え続けている

日本が超高齢社会になっていることは誰もが知っています。２０１５年には約25パーセントだった高齢化率が、２０２５年には30パーセントを超え、２０５５年にはほぼ40パーセントに達する見込みです。

それによって様々な社会問題が危惧されています。

歯科医療の立場から最も深刻な課題は、「歯医者さんに通えない人が増える」という問題です。

要介護と認定された方の数を２０００年度と２０１４年度で比較すると、全体で２・３７倍に増えています。数でいうと２５６万人から６０６万人。この数字は右肩上がりで増えています。

要介護の原因は、１位が脳血管疾患で21・７％、２位が認知症で21・４％、３位が高齢

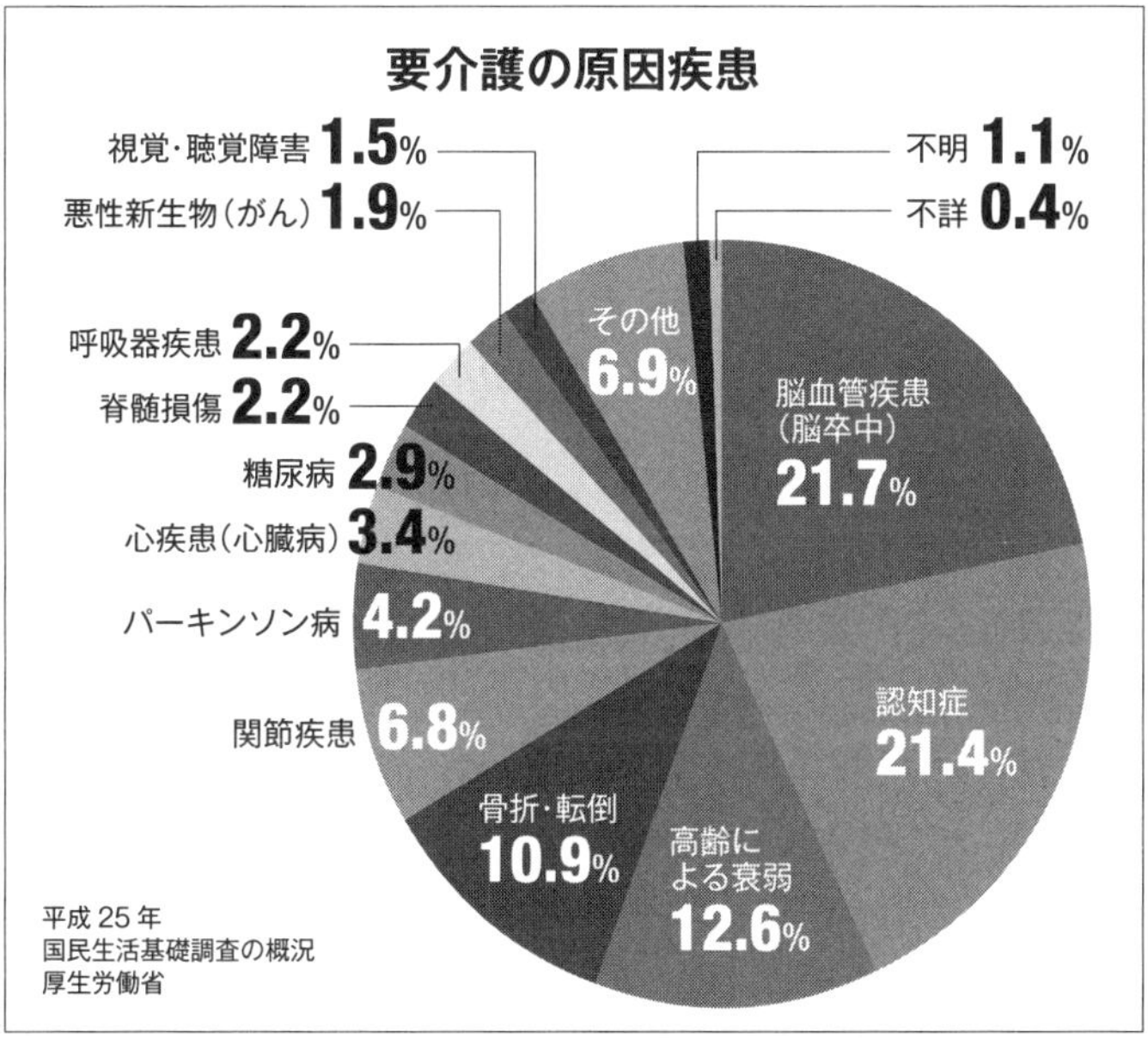

による衰弱で12・6%、4位が骨折・転倒で10・9%、5位が関節疾患で6・8%と続きます。認知症高齢者だけを見ても、2012年には約462万人でしたが、2025年には約700万人になると予測されています。これも右肩上がりです。

こうしたデータで明らかなように、「自分で歯医者さんに通えない人たち」が間違いなく増え続けます。

そこで重要視され、普及が強く求められているのが「訪問歯科診療」です。

文字通り、歯科医が患者さんを直接訪問し、その方々が住んでおられる場所に行って診断や治療、必要なサポートを行うことです。

こう書くと、「なるほど、往診だな」と理

解する方も多いと思います。確かに形式は往診と同様に患者さんのところへ赴くものですが、訪問歯科診療は従来の往診のイメージを超えた多岐にわたる役割があります。単に「歯の治療」にとどまらない、要介護者のみなさんの「命にかかわる重要な役割」を担っていることをぜひ最初に理解してください。

◎歯の健康は「命」にかかわる問題

訪問歯科診療では、むし歯を治療する、入れ歯を治す、といった一般的な外来と同じ治療も行いますが、寝たきりの方々の口腔ケア（口の中の健康管理）という、とても重要な役割があります。

寝たきりになり、口の中の健康状態が低下すると、身体全体の健康にかかわる様々な問題を引き起こす温床となります。

健康な時には当たり前だと思っていた、噛む、飲み込むといった動作が不自由になります。食べ物を自分の力で摂取できないばかりでなく、口の中の細菌が原因で誤嚥性肺炎が起こり、命を落とす恐れさえあるのです。

介護を必要とされる方々にとって、このような疾病は命取りになる可能性があります。

要介護の方々の口腔ケアは、おろそかにできない「必須条件」なのです。
ところが残念ながら、介護をされている家族や介護関係者はこの認識が薄く、充分に理解していないのが現状です。

通常は寝たきりの人が、「歯が痛い」「入れ歯が壊れた」などと訴えてはじめて、「歯医者さんが家や施設に来てくれないか」と、訪問歯科診療の必要性を感じる場合が大半です。そうでなければ、要介護者のお口の中のことはあまり気にしないか、後回しにしがちです。痛みなどの自覚症状がなくても、「普段から継続的にお口の中のケアをする必要がある」という認識をもっと「世間の常識」にしなければなりません。

お口の健康は高齢者の生活の質を向上させる

玉井歯科医院院長
玉井一樹

◎最後に残されるブラックボックス

実際には、在宅で介護されている高齢者のほとんどが、歯科治療を必要としていると言っても言い過ぎではありません。ところが、いま訪問歯科診療を受けている人はごくわずかです。

日頃から熱心に介護をしているご家族も、お口の中のケアは本人に任せ、必要かなと思っていても、なんとなく後回しにしがちです。

「最近、あまり食欲がなくなってきた」

そんな悩みを抱える要介護者のご家族は少なくありません。

「その原因が口の中にある」とはあまり考えません。でも実際には、食欲不振の要因は、身体全体の健康や内臓の問題でなく、「口の中の健康状態の悪化」が原因で、様々な日常的なトラブルを起こしている場合がたくさんあります。

◎食べられない口になってしまう

ご家族の相談を受けて訪問診療をしてみると、お口の中が汚れで大変な状態になっている寝たきりの高齢者がたくさんいらっしゃいます。

脳梗塞で半身麻痺になっている方などは、麻痺している側の頬の内側や歯にべったりと食べ物が付着して残っている場合があります。汚れをざっと取り除くと、むし歯で歯冠部が溶けて、朽ちた歯の根っこが歯石に埋まっているのが見えるような状態……。本来は淡いピンク色をしている上顎や頬の内側の粘膜が健康な色を失い、細菌や粘膜の上皮で塗り壁のように覆われ、しなやかな動きを邪魔します。

こうした汚れの壁で口の中が覆われていると、本当はしなやかに動くはずの舌がうまく動かせなくなり、頬の内側の感覚も鈍くなってしまいます。そして唾液が出なくなって、お口の中は乾燥してカピカピになります。その結果、味を感じる舌の味蕾《みらい》も汚れの中に埋もれてしまうので、食事を美味しいと感じられなくなります。

これで食欲が湧くはずはありません。自ずと食べるのが億劫《おっくう》になり、体力も気力も衰えてしまいます。

このような方の場合、「食べられなくなった」のは、しっかりと噛める歯がなくなったからだけではありません。舌や頬の内側が汚れで固くなり、唾液が出なくなって物を噛んだり飲み込んだりすることができなくなったためです。

◎口臭が高齢者の疎外感、孤独感を高めてしまう

寝たきりになると、家族や知人が顔を近づけてやさしく話しかけてくれる機会が少なく

口臭の起こりやすい人

- 食後、歯磨きをしない人
- むし歯や歯周病のある人
- 唾液の分泌が低下している人
- あまり会話をしない人
- 入れ歯が汚れている人
- 全身疾患がある人

なりがちです。

原因が口臭だと気づかず、高齢者は自分が嫌われているのか、と思い悩む人も少なくありません。それが高じてうつ病になる人もいます。

人との接触が少なくなると、脳への刺激が少なくなり、脳の老化も進みます。

幼いひ孫から「お口クサイ！」と言われて傷つく場合もあります。このような経験は、高齢者が孤独感や疎外感を深めるきっかけになります。

◎老人臭の原因はお口の中の細菌だった

口臭は、口の中のトラブルを示すサインでもあります。歯周病やむし歯、舌の汚れなどが推測されます。

口臭の原因の多くは、口の中の細菌がたんぱく質成分を分解するときに発生する揮発性硫黄化合物です。

歯周病で歯肉の炎症が進んで出血し、膿《うみ》がたまるとさらに悪臭を発します。

口臭は自分では気づかず、周りの人が気づく場合がほとんどです。介護している人の口臭がひどくなったら、家族がさりげなく口腔ケアを勧めてください。訪問歯科診療で対応できますから、高齢者は普段から寝ているベッドで待っているだけで大丈夫です。

訪問歯科診療で口腔ケアを行うことは、ただ口の中をきれいにするだけではありません。人格、プライドといった心理面の影響も大きく、高齢者のＱＯＬ（生活の質）を向上させる大切な役割を担っています。

口の動きが鈍くなると、汚れがつきやすくなる

スガタ歯科医院院長
菅田貴志

◎高齢になると、唾液の分泌量が少なくなる

口の中の汚れは、健康な人なら、唾液の自浄作用によって、ある程度はきれいになります。唾液が食べかすを洗い流し、細菌で酸性になっている口の中を中性に戻す働きをして

くれます。口臭を抑える効果もあります。

ところが、高齢になると、唾液の量が減少します。なぜなら、唾液は、舌を動かす、物を噛む、話す、など、口の機能を使うことで唾液腺が刺激され、分泌されるものです。高齢になってこのような口の動きが低下すると、唾液の分泌が促進されず、口の中が汚れやすくなります。

唾液1ミリリットルの中に、細菌が1億個いると言われます。歯を磨かない人は、その10倍の細菌がいるそうです。

◎お口の中はトイレより汚い？

きれいだろうと思われているお口の中は、実は汚れの温床です。

健康な人でも、細菌は約700種、歯垢1ミリグラムあたり100億個以上の細菌が生息しています。食べかすなどをそのままにしていたら、細菌はさらに増殖します。

細菌の数や種類でいえば、口の中はトイレよりも汚れているという、少しショッキングな現実があります。

ですから、寝たきりで歯磨きが毎日できない要介護者のお口の中がどのような状態になっているか、想像すればすぐにわかっていただけるでしょう。

経管栄養などで、食べ物を口から摂ることができなくなっている人は心配ないかといえば、そうではありません。古い細胞の死骸や痰《たん》などに細菌がついています。抵抗力の下がった高齢者は、口の中に細菌が増殖して蓄積しやすくなっていますから、食べなくても口腔ケアは大切です。

◎口の中が汚れやすい人の傾向

寝たきりの方でも、口の中の状態にはもちろん個人差があります。日頃のケアの差も出ますし、生活習慣などによっても違いが出ます。口の中が汚れやすい人の傾向を挙げると次に該当する人です。

・食後、歯磨きをしない人
・唾液の分泌が低下している人
・よく噛まないで食べる人
・人とあまり会話しない人

重要な唾液の働き

・唾液には自浄作用がある
・細菌で酸性になった口の中を中性に戻す
・口臭を抑える
・口の中の食べかすを洗い流す
・食べ物をまぜて、飲み込みやすくする
・口の動きをなめらかにする
・歯の表面を再生させる
・味覚を感じさせ、消化を助ける
・若返りのホルモンが出る
・抗がん作用がある
・消化酵素が入っている

◎噛めば噛むほど、若返る！

よく噛んで食べると、消化を促進し、食べ過ぎを防ぐ効果があることは知られています。

実は、「噛む効果」はそれだけではありません。噛むことで、脳への血流を増やし、脳の働きを活発にする効果があります。

認知症の高齢者を対象に口の中の状態を調べたある調査で、驚くべき傾向が明らかになりました。重度の認知症の人ほど口の中の状態が悪く、噛むことができない状態が目立ったのです。

また、歯が少ない人、歯を失っているのに入れ歯を使っていない人など、噛むことに問題がある人ほど認知症が多いという結果も出

口の中の乾燥度チェック

- ☑ 口の中が乾いてカラカラする
- ☑ 口の中がネバネバして話しにくい
- ☑ 乾いた食べ物を飲み込みにくい
- ☑ 舌がひび割れる
- ☑ 口の中が痛む
- ☑ 夜中に起きて水を飲む
- ☑ 味がよくわからない
- ☑ 口臭が気になる
- ☑ むし歯が増えた
- ☑ 入れ歯を調整しても合わない

ています。つまり、口の中の健康を保つことは、認知症予防にもなり、進行を遅らせる効果があると期待されているのです。その点から も、訪問歯科診療によって、寝たきりの要介護者の方の口腔ケアを継続的に行うことが大切です。

◎ドライマウス（口腔乾燥）に気をつける

唾液は通常、一日に1000〜1500ミリリットル分泌されると言われます。この量が慢性的に不足し、口の中が常に乾燥した状態になるのがドライマウス（口腔乾燥）です。

ドライマウスになると、食べ物が飲み込みにくい、舌や粘膜が痛い、味覚がわかりにくい（味覚障害）など様々な症状が現れます。

高齢者の唾液の分泌量は、20代の若者の約7分の1に減少すると言われています。その原因は、加齢のほかに、糖尿病、腎臓病、シェーグレン症候群、薬の副作用などがあげられます。

29ページのチェック表で、3つ以上当てはまるものがあったら、ドライマウスの可能性があります。必ず歯科医に相談し、訪問歯科診療を依頼しましょう。

命にもかかわる「嚥《えん》下《げ》障《しょう》害《がい》」を知っていますか？

仲町歯科医院院長
義永 隆

◎訪問歯科診療で防げる危険な病気

先に「歯の健康は命にかかわる問題」と書きました。それについて具体的にお話ししましょう。

「嚥下障害」という言葉を聞いたことがあるでしょうか。ご家族の介護をしている人でも、初めて聞く方もいるのではないでしょうか。

嚥下障害は、ご家族や介護をする方に「訪問歯科診療で定期的な口腔ケアをする重要性」を理解してもらうための、大切なキーワードです。

嚥下障害とは、水や食べ物をうまく飲み込めなくなることを指します。これは、老化に伴う口の機能の低下などによって起こります。特に、脳卒中（脳血管障害）になると、後遺症として摂食障害、嚥下障害が起こりやすくなります。

飲み込む機能が衰えると、口に入れた水や食べ物が食道ではなく、気管や肺の方に行く「誤嚥」を起こすこともあります。誤嚥によって肺炎を引き起こすことがあり、高齢者の場合、命にかかわる状態となるのです。これが誤嚥性肺炎です。

◎口の中の汚れは命にかかわる

誤嚥性肺炎は、食べ物の誤嚥だけなく、口の中の細菌が唾液などに混じって肺に入り込むことでも発症します。

たとえば、高齢者は突然、熱を出すことがあります。熱はなかなか下がらず、意識も少し朦朧としています。医師に来てもらうと、「肺炎です、命にかかわる恐れがありますから、すぐ入院が必要です」と診断されてしまいました。

この怖い肺炎の原因は、口の中の汚れなのです。口の中を汚れたままにしておくと、食べかすを餌にして繁殖する細菌の巣窟になってしまいます。そして、本人も気づかない間に飲み込んだ、細菌の混じった唾液によって肺炎になってしまうのです。

◎日本人の死因の第3位が肺炎

2015年の人口動態統計によれば、日本人の死亡原因の1位は悪性新生物、2位は心疾患、3位に肺炎、4位に脳血管疾患と続きます。肺炎と脳血管疾患で亡くなる人の約9割を65歳以上の高齢者が占めています。

◎嚥下障害を発見するチェックリスト

介護をしている方が嚥下障害になりかけていないか、すでになっていないかチェックする方法があります。次の症状があったら要注意です。

☑口の端から食べ物がこぼれている
☑口の端からよだれが出る

☑飲み込みが悪くなった
☑むせる、咳き込む
☑食べ物がのどにつまった感じがする
☑息が鼻からもれる
☑飲み込んだときに声がかすれる
☑食事の時間が長くなる
☑味の好みが変わった

たとえむし歯がなくても、定期的な口腔ケアの重要な理由が、これでひとつ理解してもらえたでしょうか。

口腔ケアは、訪問歯科診療の重要な役割のひとつです。要介護者が定期的に訪問歯科診療を受けられるよう、ご家族や介護する方はぜひ気をつけてください。

◎口腔ケアで誤嚥性肺炎を予防できる

誤嚥性肺炎予防のための口腔ケアの研究で知られる歯科医、米山武義先生の研究結果をご紹介しましょう。特別養護老人ホームで、専門的な口腔ケアをする人としない人に分けて2年間の追跡調査をしたところ、口腔ケアをした人は、しなかった人に比べて肺炎にかかった人数や死亡者数が明らかに少なかったと報告されています。しかも、口腔ケアの期間が長くなればなるほど、発症率の差は明確になったそうです。

訪問歯科診療を利用して口腔ケアを受けることは、誤嚥性肺炎を予防するためにも、有効な方法です。

◎誤嚥を防ぐリハビリ、「むせる」練習をする

むせることは苦しそうに見えますから、専門的な知識のない家族や介護職員は、介護している高齢者がむせたら慌てるでしょう。「大変だ」と、なんとか治まるよう、背中をさすったり、介抱するのが普通です。

ところが、「むせること」は大切ですし、時には「むせる練習」もした方がいい、と言ったら戸惑うかもしれません。

むせることは、気管から異物を反射的に吐き出すための大切な防御反応です。

嚥下機能が低下すると、むせが止まらなくなり、むせることすらできなくなります。日

誤嚥はこうして起こる

物がうまく飲み込めない「嚥下障害」になると
「誤嚥性肺炎」などの病気の原因になります。

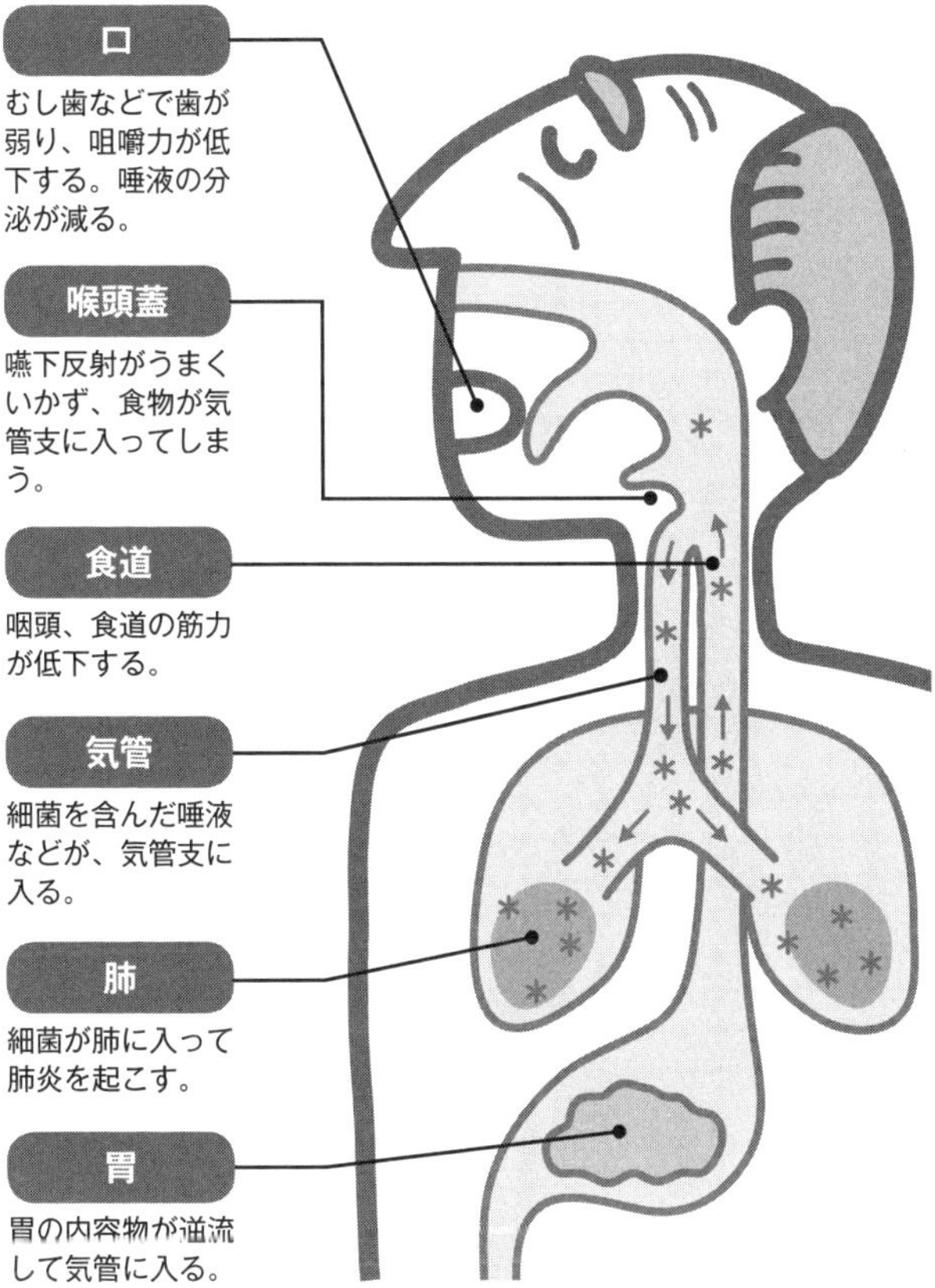
口
むし歯などで歯が弱り、咀嚼力が低下する。唾液の分泌が減る。
喉頭蓋
嚥下反射がうまくいかず、食物が気管支に入ってしまう。
食道
咽頭、食道の筋力が低下する。
気管
細菌を含んだ唾液などが、気管支に入る。
肺
細菌が肺に入って肺炎を起こす。
胃
胃の内容物が逆流して気管に入る。

頃から、正しく、上手にむせる練習をしておくことは、実は寝たきりの高齢者にとっては大切なリハビリのひとつなのです。

深呼吸をして、いったん息を止め、その後「エッヘン」と咳をして大きく息を吐き出します。これを何度か繰り返すと、ちょうどよい練習になります。

入れ歯のガタつきを甘く見てはいけない!

冨所歯科医院院長
冨所武宣

◎入れ歯にも適正な「使用期限」がある

入れ歯は、一度作ったら「一生モノ」だと思っていませんか?

日本人の入れ歯人口は約1000万人と言われています。その半数以上が、「いま使っている入れ歯は合っていない」と感じている、という調査結果があります。

作った当初はもちろん合っていたはずですが、口の状態や入れ歯自体の変形などによって、違和感が出てくるのです。

我慢して使い続けると、顎の骨が減るなどして、さらに合わなくなります。

入れ歯は一生モノではありません。

少しでも違和感がある場合、いまの状態に合う入れ歯になるよう、歯科医に相談する必要があります。寝たきりで歯科医院に行けない人は、訪問歯科診療を利用してください。

◎合わない入れ歯を使い続けると、こんな弊害が

弊害1　美味しく食べられない

入れ歯が合っていないと、硬いものや歯ごたえのあるものが食べられません。

痛くて食べられない、といった日常的な問題があると、食べるのが苦痛になり、日々の生活の中ですごく大切な「食べる楽しみ」が奪われてしまいます。

弊害2　エネルギー不足になる

食が細くなると、当然、摂るべきエネルギーの量が減り、エネルギー不足になります。

体力や免疫力も低下してしまいます。

弊害3　口の機能が低下する

入れ歯が痛いと、食べたり話したりするのが億劫になり、なるべく食べない、話をしな

いようになってしまいます。口を使う機会が減ると、口の機能は低下します。

◎入れ歯のトラブルがないか？ チェックリスト

☑口を開けたり閉じたりすると、入れ歯がカタカタ鳴る
☑入れ歯をはめると、噛むたびに痛みを感じる
☑硬いものが噛めない
☑下の入れ歯が浮いたり、上の入れ歯が落ちてきたりする
☑入れ歯の金具が舌などに当たる
☑入れ歯がきつくて、入れにくい
☑入れ歯をすると、味がよくわからなくなる
☑口内炎ができやすくなった
☑入れ歯を入れて、飲み込みが悪くなった

ひとつでも当てはまるものがあれば、訪問歯科診療を依頼し、歯科医との相談と処置を受けましょう。

◎入れ歯を外したままにすると、心身の健康を損なう！

本来は入れ歯が必要なのに外したままで生活すると、身体的にも精神的にも、健康状態が悪化すると言われています。

入れ歯をつけている時は歩くリズムや歩幅も安定するのに、入れ歯を外すと踏ん張りが利かなくなり、歩行に影響が起こる、つまずきやすくなるとも言われます。

入れ歯のチェック、入れ歯の調整も、大切な訪問歯科診療の役割のひとつです。

◎汚れた入れ歯を使い続けるのも危険

寝たきりになると、入れ歯の手入れもおろそかになりがちです。

汚れた入れ歯を使い続けたら、さまざまな問題を引き起こします。入れ歯は常に清潔に保つ必要があります。しかし、いくら家族でも、入れ歯を外して預かることは、案外、気を遣いますし、嫌がられます。そこで、訪問歯科診療を利用し、専門家である歯科衛生士に任せた方が、精神的にもストレスなく清潔さを保つことができます。

汚れた入れ歯を使い続けると、次のような弊害があります。

弊害1　デンチャープラーク（歯垢）

入れ歯につく歯垢です。デンチャープラークは、食べかすとそれを栄養としている細菌のかたまりです。歯垢がたまると、義歯性口内炎の原因になります。入れ歯の床に土のようについています。

弊害2　義歯性口内炎

合わない入れ歯による慢性的な刺激や圧迫で、粘膜や入れ歯の床縁に炎症を起こします。粘膜面に白い苔状の付着物が見られることもあります。

弊害3　誤嚥性肺炎

口の中が汚れていると、唾液に含まれている細菌も増えます。誤って気管に入ってしまうと、誤嚥性肺炎を起こす危険があります。

弊害4　カンジダなどの感染症

入れ歯が汚れると、様々な細菌によって重篤な感染症を起こします。特にカンジダ・アルビカンスなどです。

入れ歯のお手入れ法

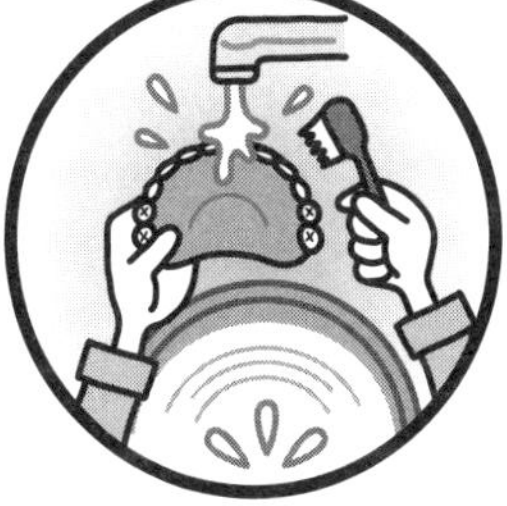

毎食後に水洗いするのが理想的ですが、無理な場合は１日１回はていねいに洗いましょう。

入れ歯を落として破損しないように、洗面器などを下に置き、水を流しながら入れ歯専用のブラシで洗う。歯磨き粉はつけない。

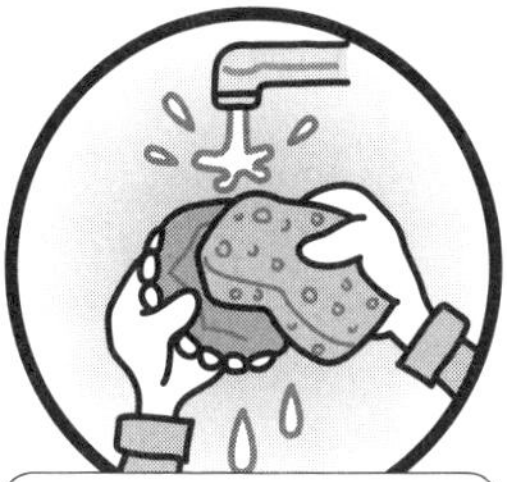

やわらかいところは、スポンジやガーゼでやさしくこする。

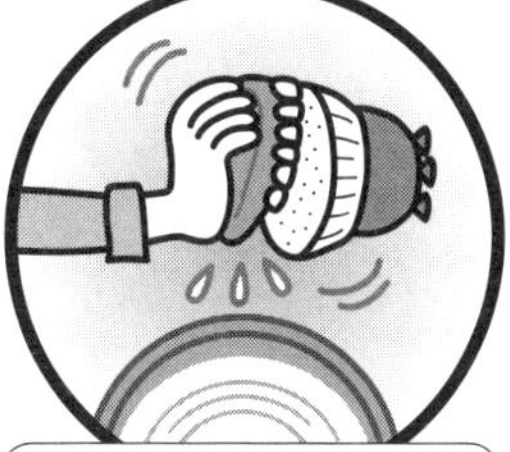

片麻痺などがある人は、固定できる吸盤付ブラシを使えば、片手で洗える。

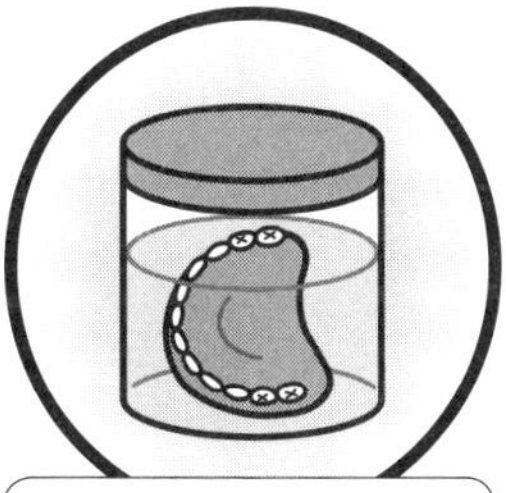

寝るときは、洗った後に水を入れて保管する。３日に１回は入れ歯洗浄剤で除菌する。

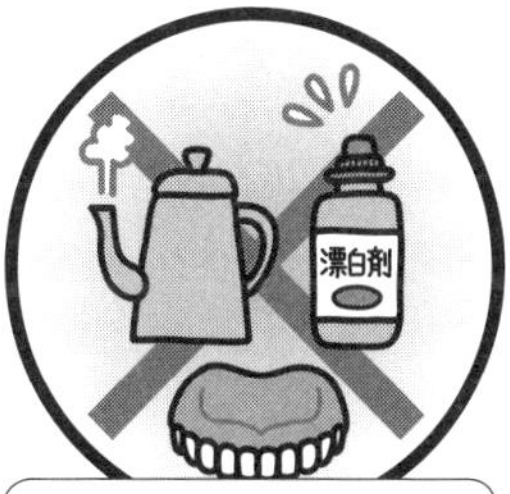

熱湯や漂白剤につけたり、乾燥させたりするのは、変色や変形のもとになるので避ける。

歯周病は糖尿病、脳梗塞、狭心症などを招く

にき歯科医院院長
二木由峰

◎歯周病は歯を失う原因の第1位

日本人の国民病とも言われる歯周病は、歯を支える歯周組織が細菌に冒され、壊されていく病気です。

患者数は年々増加しており、中高年の8割がかかっていると言われます。45歳以上で歯を失う原因の第1位が歯周病です。歯周病が恐ろしいのは、初期症状がほとんどないので、本人がなかなか気づかないことです。ゆっくりと進行し、症状が進むと、口臭や炎症、出血が見られるようになります。歯肉が退縮し、歯が伸びたように見えます。その時点で治療を受ければまだよいのですが、気づかずに放置し重症になると、歯がぐらぐらして、最終的には抜けてしまいます。

そうなる前の早い段階、できれば歯肉炎程度の症状のときに気づき、正しいブラッシングの習慣で歯垢がつくことを防げば、進行を食い止めることができます。寝たきりになっ

た本人は気づきにくいでしょうから、訪問歯科診療でその点もチェックしてもらうことをお勧めします。

歯周病は歯を失う原因の第１位

円グラフは、全調査対象者（全世代）のもの。年代別では、年齢が上がるにつれて歯周病による抜歯の割合は高まる傾向にある。

財団法人8020推進財団の2005年調査より

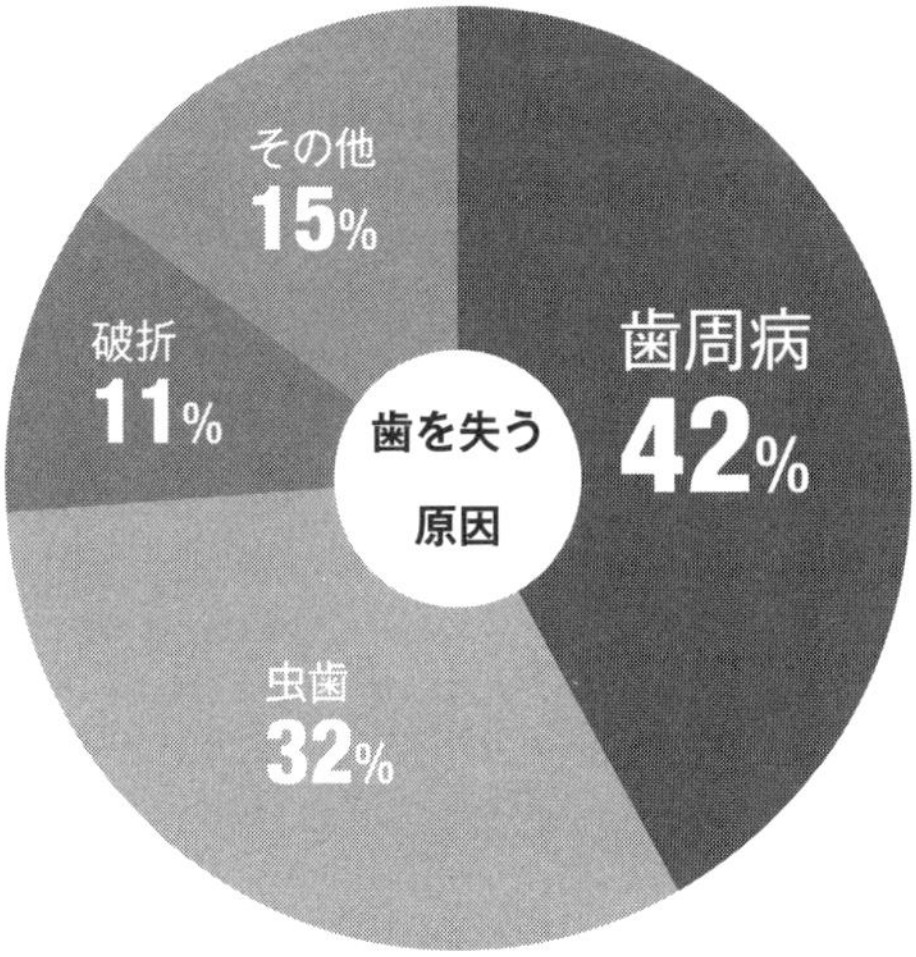

歯周病が恐ろしいのは、気づいた時にはかなり進行してしまっていること。特に高齢者は、抵抗力が低下することで歯周病の原因となる菌が増えやすく、悪化させるリスクが高まる。また、歯と歯肉の間にたまった歯垢や歯石に細菌がすみつき、誤嚥により唾液などと一緒にそれらの細菌が肺に侵入して肺炎になることもある。さらに、歯周ポケットにある血管から全身に細菌が送られてしまい、これが原因で心筋梗塞や動脈硬化を引き起こすことも。これが、歯が抜け落ちるだけでは済まない歯周病の本当の怖さだ。

歯周病の進行

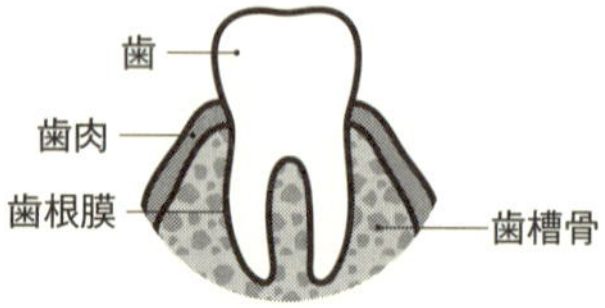

健康な歯肉

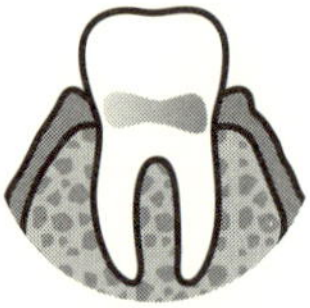

❶ 歯肉炎（P_1）

歯と歯肉の間に歯垢がたまり細菌がすみつく。歯肉が炎症を起こし、赤く腫れ出血する。

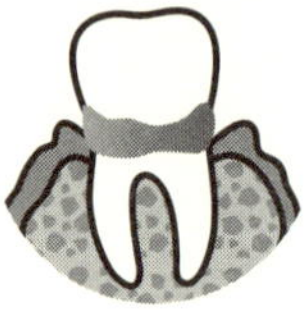

❷ 軽度歯周炎（P_2）

歯と歯肉の境目に歯周ポケットができ、たまった歯垢が歯石になって炎症を悪化させる。

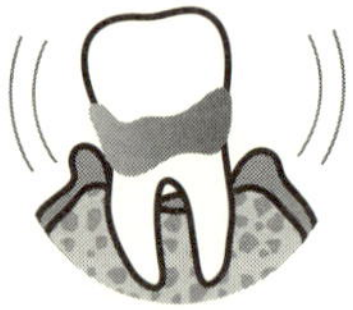

❸ 中度歯周炎（P_3）

歯周ポケットが深くなり、歯槽骨が溶けていく。

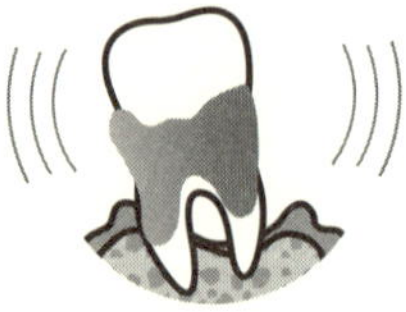

❹ 重度歯周炎（P_4）

歯周ポケットがさらに深くなり、歯槽骨や歯根膜が吸収され歯を支えられなくなる。

◎歯石を除去すれば歯周病の進行を防げる

歯石を除去して、歯と歯肉を清掃すると、歯肉の炎症を抑え、口腔内を清潔に保つことができます。

訪問歯科診療で歯石の除去もできますから、ぜひやってもらいましょう。歯石を除去してきれいにすれば、その後の正しいブラッシングと定期的な口腔ケアを継続することで、清潔な状態を保ち続けられます。ご本人がブラッシングできない場合は、歯科衛生士にプロフェッショナルケアを依頼できます。

◎歯周病は、糖尿病や脳梗塞とも関連がある

最新の研究によれば、歯周病は単に口の中の病気ではなく、糖尿病や虚血性心疾患、脳梗塞といった、重大な病気との関連も指摘されています。口の中だけの問題だからと軽く見ていると、全身の健康を損なう深刻な事態につながる可能性があるということです。

歯周病と深い関係のある病気の代表は糖尿病です。

歯周病になりやすい人

- ・食後、歯磨きをしない人
- ・抵抗力が低下している人
- ・タバコを吸う人
- ・更年期や妊娠中でホルモンバランスが崩れている人
- ・糖尿病の人
- ・骨粗鬆症の人
- ・両親が歯周病の人

糖尿病で血糖値が高い状態が続くと、白血球の機能が低下し、炎症を進め、組織が破壊されやすくなります。そのため、糖尿病の人は歯周病にならないように、また歯周病をそれ以上進めないようケアすることが大切です。

◎更年期、骨粗鬆症の人も要注意

更年期の女性も歯周病になりやすいと言われています。それは、骨の形成を促進して、骨の吸収を抑制する働きを持つ女性ホルモンの分泌量が減少するためです。

骨粗鬆症の患者さんには、歯周病が多いという報告もあります。歯や歯を支える歯槽骨も骨のひとつだからです。

タバコを吸っている人は、吸わない人に比べて歯周病になる確率が数倍も高いとのデータもあります。

歯周病は、決してただ口の中の病気ではありません。口臭や炎症、出血など、歯周病の初期症状と見られる状態があったら、いち早く訪問歯科診療を受け、進行を食い止めると同時に、重大な病気を引き起こさないよう、あらかじめ対処しましょう。

高齢者のすり減った歯は、むし歯菌の格好の餌食

伊藤歯科医院院長
伊藤英一

◎高齢者はむし歯になりやすいことを知っておこう

むし歯は「痛いから治す」というのが、一般的な対応だと思います。痛みの自覚がなければ、健康な人もなかなか治療に行かないものです。

寝たきりの高齢者なら、なおその傾向が強いでしょう。もしかしたら、介護している家族に遠慮して、少し痛みがあっても我慢するかもしれません。本人が言いにくいことを配慮して、介護する人が定期的な訪問歯科診療を勧め、むし歯があれば早めに治療すること

が大切です。

高齢者は、むし歯になりやすいことを頭に入れておきましょう。

虫歯は、歯垢の中の細菌が酸を作り、その酸が歯の表面を溶かして歯髄（神経）へと侵攻していく病気です。

ストレプトコッカス・ミュータンス菌という細菌がむし歯の主な原因です。食べかすなどの糖を餌にして酸を作り、歯を溶かしていきます。

若い人なら、歯の表面を覆っている硬いエナメル質が、むし歯の侵食をある程度は防いでくれます。ところが、ひとたびエナメル質を突破すると、むし歯は一気に進行します。

また高齢になると、エナメル質がすり減っていたり、歯肉が退縮してエナメル質に覆われていない歯根の部分が露出している場合が少なくありません。むし歯はそこを狙ってじわじわと侵食していきます。

◎歯冠部がなくなっている高齢者もいる

むし歯によって歯の歯冠部がなくなってしまい、歯肉の中に根っこだけ残っている高齢者は珍しくありません。すべての歯が根っこだけになっている高齢者もいます。

高齢者の場合、「歯が突然折れてしまった」というアクシデントもしばしばあります。それは、歯の根元がむし歯に侵食されていて、何かの衝撃で折れた場合がほとんどです。折れる前提に、むし歯があります。

歯は、一本失うと隣り合った歯が倒れてきたり、噛み合う歯が伸びてきたりして、噛み合わせに支障をきたします。できるだけ早く治療しましょう。

◎エナメル質が摩耗した高齢者はむし歯に弱い

むし歯になりやすい人は、次のような人です。

・甘い食べ物や甘い飲み物を好む人
・食後、歯磨きをしない人
・歯肉が退縮し、歯が伸びている人
・口臭のある人
・歯垢、歯石のある人

◎むし歯をチェックする方法

むし歯を見つけるためには、歯科医の診察を受けることが何よりですが、自分でもむし歯があるかないか、ある程度は確認できます。次のチェックポイントを手がかりに、むし歯をあらかじめ把握しましょう。

☑歯のつけ根が黒くなっていたり、黒い穴が開いていていないか
☑痛みはないか
☑詰め物や冠が外れている箇所がないか
☑歯ぐきが腫れていないか

◎口の中の細菌が、健康をむしばむ前に治療しよう

むし歯が、ただ歯や口の中だけの問題ならば、我慢すれば済む話かもしれません。昔は、口腔内の細菌の繁殖は、口の中の病気だけを引き起こすと考えられていました。

ところが、ここ数十年の研究によって、口腔内の細菌は、血管を通って全身をめぐり、

口腔内の細菌が、身体全体をむしばむ

口腔内細菌の繁殖は、むし歯や歯周病の原因になります。さらに、最近では、口腔内細菌が血管を通って身体全体を巡り、各臓器に侵入・繁殖し、様々な病気の原因になることがわかってきました。

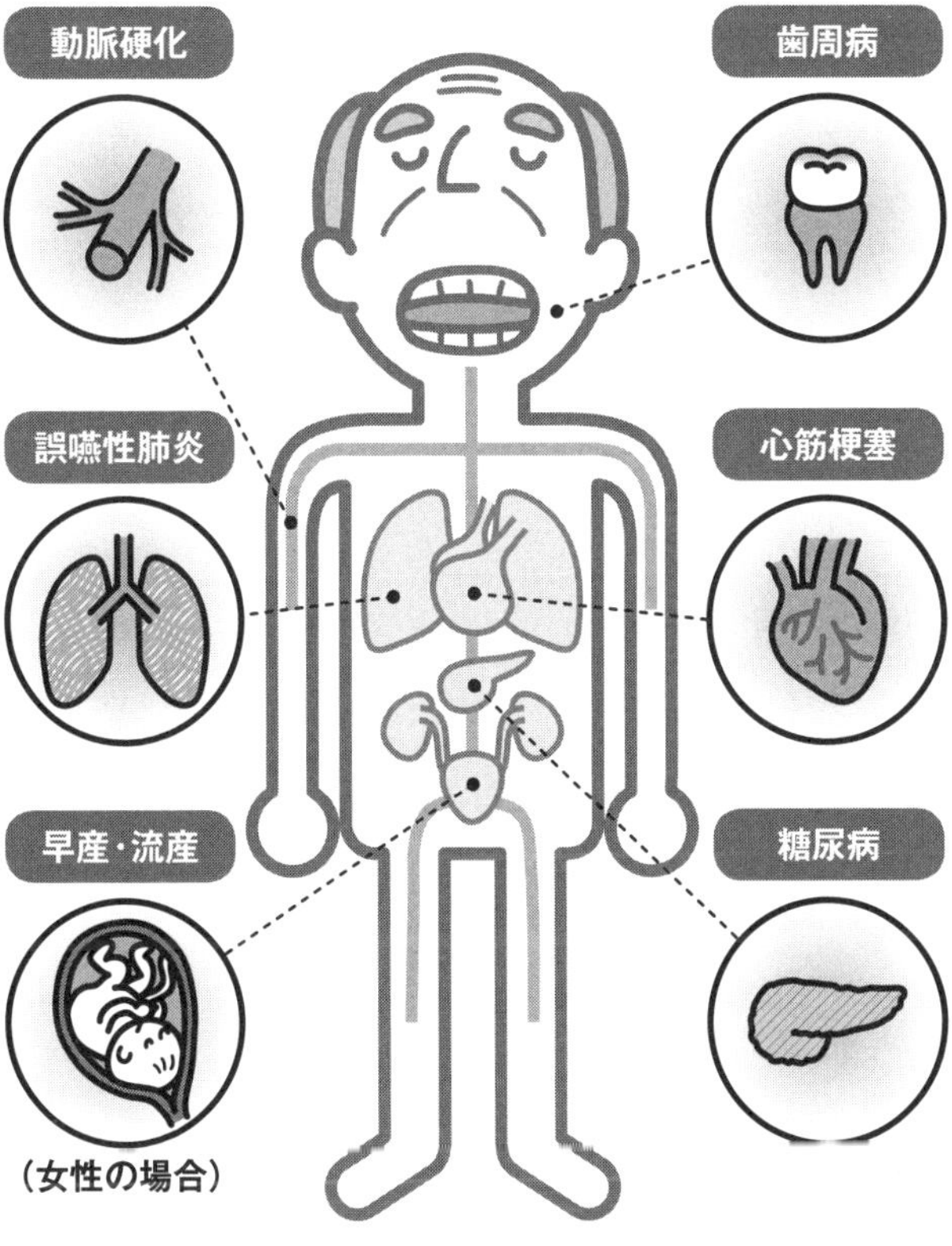

各臓器に侵入して繁殖し、様々な病気の原因になることがわかってきました。そのため、むし歯や歯周病などはそのまま放っておくと、とても危険です。真剣に、訪問歯科診療を利用して要介護者の口腔ケアを日常から欠かさずに行う意識を高めなければなりません。

高齢者の口腔ケア、3つの問題点

吉原歯科医院院長
吉原正明

◎口の中は全身の健康状態の映し鏡

介護が必要な高齢者の口の中は、ほとんど例外なく、様々なトラブルを抱えています。いよいよ深刻な状態になってから、訪問歯科診療を依頼されるケースもたびたびあります。そんなときは、「どうしてこんな状態になってしまったのでしょうか」と、目を覆いたくなるほどひどい症状まで進んでいる場合が多々あります。

なぜ、そのような事態になるのでしょうか。

それは、寝たきりの高齢者が抱える3つの問題があるからです。

1つ目は老化です。2つ目は、病気や障害を抱えていることです。3つ目は口腔ケアが介護者の負担になることです。

◎老化は自浄作用を低下させる

若くて健康なとき、私たちの口の中は、唾液が食べかすを洗い流し、細菌によって酸性化した口の中を中性に戻してくれる自浄作用が働いています。

ところが、老化すると唾液の分泌量が減少します。顎の骨が退縮し、舌や顎の運動機能が低下して唾液腺があまり刺激されなくなるため、唾液が出にくくなるのです。そのため、高齢者は、口の中の自浄作用が衰え、汚れがつきやすくなります。

◎病気や障害が口の中の状態を悪化させる

寝たきりの高齢者が抱えている病気自体が、高齢者の口の中の状態を悪化させているのも事実です。

脳卒中では、麻痺のある側の感覚が鈍るため、口の中に食べ物がたまりやすくなります。麻痺側の手足の動きも低下するため、歯を磨くなどの口腔ケアに支障をきたすこともあります。

糖尿病では傷が治りにくく、口の中の細菌が増えやすくなります。

認知症があると、本人に口腔ケアに対する理解や協力を得られにくくなるため、口の中をケアできず、口の中の状態を悪くする原因になります。

また、お薬の副作用で唾液が出にくくなり、自浄作用がなくなったりします。

◎忙しくて大変な介護者の中で、口腔ケアの優先順位は？

介護が必要な高齢者の日頃の口腔ケアは、介護する人の〈介護力〉に左右されます。

毎日の介護は大変です。食事を提供し、排泄をサポートし、身のまわりの清潔さを保つなど、さまざまな介護に時間を取られ、心身ともに休む間もないのが実情です。そんな日々に追われると、「いま必ずやらなければいけない」という意識の低い口腔ケアは後回しになりがちです。それも現実的には仕方がないことです。

でも、だから口腔ケアをおろそかにしていいわけではありません。

歯科衛生士に訪問口腔ケアを依頼してでも、定期的に寝たきりの高齢者のお口の中を清潔にしてあげることを絶対に欠かしてはいけません。

◎高齢者に多い口の中のトラブル

症状1　強い口臭

近くに寄っただけで顔をしかめたくなるほど強い口臭がある場合は、口の中に細菌がたくさん繁殖している証拠です。

症状2　歯周病

歯がぐらぐらし、放っておくと歯が抜けてしまいます。

症状3　歯肉の退縮

歯肉が縮んで、歯が伸びたように見えます。

症状4　入れ歯が合わない

入れ歯が動いて、歯肉に傷をつけてしまいます。

症状5　歯石

歯と歯肉の境目につきやすいのが歯石です。歯周ポケットの奥に詰まった歯石は取りにくいのが難点です。

症状6　むし歯

高齢者のむし歯の中には、歯の根元だけになってしまったものもあります。

症状7　口内炎

入れ歯のふちや金属（バネ）が当たるなどして、傷や潰瘍を作ることもあります。

症状8　口腔乾燥

口の中が乾燥して、汚れが固く付着することがあります。

症状9　舌苔《ぜったい》

舌の表面に汚れがびっしりとついています。

こんな症状があったら訪問歯科診療を受けよう

坂口歯科医院院長
坂口　豊

◎高齢者のむし歯は、放っておくと病気の温床になる

口の中のトラブルは、本人以外は気づきにくいので、どうしても対処が遅れがちです。

実際のところ、寝たきりの高齢者はほとんどの人が口の中にトラブルを抱えています。けれど、本人がそれを訴えない限り、家族でも気づくことは難しいでしょう。しかも、口の中は人間の尊厳とも深く関わっていて、本人の意志に反して、無理矢理、口を開けることもできません。とても微妙で、デリケートな要素です。

◎周りが異変に気づいてあげよう

口臭は、何よりもはっきりした症状のひとつです。介護されている高齢者の口臭がひどく気になるようなら、口の中に何らかのトラブルがあることが予想されます。本人の同意を得た上で、訪問歯科診療を頼みましょう。

きつい口臭は、口の中に繁殖した細菌や食べかすなどの汚れが主な原因です。生臭いにおい、膿のような臭いがしたら、虫歯や歯周病の可能性があります。迷わず本人に診療を受けるよう促しましょう。

◎食べ方、話し方も変化する

口の中にトラブルがあると、食べ方や話し方にも変化が現れます。家族はそのような症状を見逃さないよう、気をつけましょう。

わかりやすい例は、食べるときに入れ歯が外れる、物が噛みづらそうだ、食事に時間がかかるようになった、といった症状です。

ほかにも、濃い味を好むようになった、むせやすくなった、食が細くなった、声が小さくなった、言葉がはっきりしなくなったなど、うっかりすれば「関係ない」と考えがちな変化も、口の中の汚れや歯のトラブルが影響している場合があります。日常生活のちょっとした症状からも口の中の状態が推測できますから、注意して見守ってあげましょう。

◎口腔ケアの見直しが必要な症状チェックリスト

次のような症状があったら、歯科医に相談し、訪問歯科診療を検討すべきです。

☑口臭が強い
☑歯肉からよく出血する
☑歯がぐらぐらして、抜けてしまった
☑入れ歯が黒ずんできた

☑食べるときや話すときに入れ歯が外れやすい
☑食べ物や飲み物でむせやすくなった
☑食が細くなり、好きなものが食べられなくなった
☑食事に時間がかかるようになった
☑濃い味を好むようになった
☑よく熱を出すようになった
☑風邪をひきやすく、治りにくい
☑寝込むことが多くなった
☑言葉が出にくく、家族との会話も少なくなった
☑表情が乏しく、閉じこもりがちになった
☑認知症の症状がある
☑糖尿病がある
☑麻痺などの運動障害がある

すでに説明してきたとおり、口の中のトラブルは、命にかかわる危険も伴います。何かこれらに該当する症状があったら、勝手に判断せず、また安易に楽観せず、かかりつけの歯科医か、訪問歯科診療を行っている近くの歯科医を探し、相談してください。

Part

2

お口の介護「訪問歯科診療」を受けるには

訪問歯科診療の現状

守口歯科クリニック院長
守口憲三

◎最近まで歯科医も知らなかった新しい分野

訪問歯科診療と聞いて、どんなことをしてもらえるのか、正確に答えられる人はまだ少ないでしょう。実際に介護に携わっていて、訪問歯科診療を受けている人ならおわかりでしょうが、経験のない方はきっと、「歯医者さんの往診ですか？」といったイメージを描くのが一般的です。

確かに歯科医が患者さんのところに訪問することには違いないのですが、突発的な病気やケガのためにそのつど訪問するのが「往診」で、診療計画を立て、定期的に訪問するのが「訪問診療」です。診療内容には、口腔ケア（お口の中のお手入れ）やリハビリなども含みます。そこまでの理解をしている人は、まだまだ少数だと思います。

それも仕方がありません。当の歯科医自身が、その重要性を最近まで知らなかったという、ちょっとびっくりする背景があるからです。

訪問歯科診療という医療形態は近年急速に必要とされ、需要が伸びたものです。そのため、以前は訪問歯科診療という発想自体があまり一般的ではありませんでした。

訪問歯科診療がカリキュラムに入っていない大学もありました。

つまり、ベテランの歯科医の中には、国家資格は持っているけれど、訪問歯科診療の認識や知識が少ない人もいるのです。

もちろん、訪問歯科診療の重要性、必要性に目覚め、自分で進んで勉強したベテラン歯科医もたくさんおられます。

こうした課題を解消するため、2000年に日本訪問歯科協会が設立され、歯科医に対する研修プログラムが始まりました。現在では全国に1000医院を超える会員がいます。歯科医として長年診療を重ねておられるベテラン歯科医も含めて、改めて訪問歯科診療に関する勉強と研修を行い、技術と意識を高める取り組みを続けています。

日本訪問歯科協会の主な活動は、次に挙げるとおり、「協会会員の歯科技術向上」なのです。

・診療内容の向上に関する研修会

・介護・福祉関係者との協調による訪問歯科診療サービスの普及活動
・日本訪問歯科医学会の主催
・海外研修視察報告
・年2回の全国ブロック会議

◎医療費削減にも貢献する訪問歯科診療

近年は「医療費の削減」が社会的な課題となっています。

訪問歯科診療の普及によって要介護者の口腔状態が良くなれば、様々な疾病を未然に防ぐことができます。結果的に、間違いなく社会的な医療コストは軽減されます。

訪問歯科診療はこのように、要介護の患者さんの健康を守ると同時に、社会的なコスト削減にも貢献できる重要な役割を担っています。

保険でまかなえる訪問歯科診療

渡部圭一
渡部圭一歯科院長

◎半径16キロ以内が条件

訪問歯科診療は、医院やクリニックから半径16キロ以内の範囲と決められています。この範囲であれば、すべて保険適用の対象となります。

寝たきりの人を、無理してタクシーなどでクリニックに連れて行く必要はありません。訪問歯科診療を頼んだ方が、費用もずっと安く済みます。往復のタクシー代はかかりませんし、付き添いも要りません。

◎通院困難な方が前提

訪問歯科診療で保険の対象となるのは、「通院困難な方」が前提です。「ひとりでは通院できない人」です。

現在、訪問歯科診療を利用されているのは、約9割が高齢者、約1割が精神疾患、身体的障害のある子どもや成人です。

訪問歯科診療の最大のポイントは、「生活の場で治療が受けられる」ところです。大変な労力をかけて移動する必要も、付き添いが長時間犠牲になることもありません。それが保険でまかなえるのですから、もっと積極的に活用されるべきでしょう。

◎医療保険、介護保険が適用になる

通院が困難なため、自宅で歯の治療や口腔ケアを受けたいときは、医療保険のほか介護保険の居宅療養管理指導等のサービスが利用できます。

ただし、介護保険は誰でも利用できるわけではなく、65歳以上で要介護認定を受けた人や、40~65歳未満の介護保険が認める病気を持つ人で要介護認定を受けた人が利用できます。

なお、居宅療養管理指導は、訪問診療が前提となります。居宅療養管理指導は、要介護認定の人であれば利用できます。

費用は、月額費用の1割または2割と、訪問に要した交通費が患者さんの自己負担となります。治療が必要なものは、医療保険の対象となります。

◎患者さんの自己負担割合

医療保険、介護保険ともに国がその報酬を定めています。医療保険は1点10円、介護保険は1単位10円を基準に計算します。実際の患者さんの自己負担額は、自己負担割合によ

〈患者さんの一部負担金〉医療保険が適用

後期高齢者の方 75歳以上の方 65歳以上で広域連合から障害認定を受けた方	・定率1割自己負担 （現役並み所得者の方は3割自己負担）
前期高齢者の方 75歳以下の方 65歳以上で広域連合から障害認定を受けた方	・65歳から69歳までの方は3割自己負担 ・70歳から74歳までの方は2割もしくは3割自己負担
障害者・生活保護の方	・各市町村の減免と同じ取り扱い
一般の方	・一般の医療保険の自己負担と同じ取り扱い

※高額医療費の自己負担限度額を超えた場合は還付されます

って異なります（以下の医療・介護報酬は2017年10月現在のものです）。

後期高齢者（75歳以上の方、65歳以上で広域連合から障害認定を受けた方）は、定率1割自己負担です（現役並み所得者の方は3割自己負担）。

前期高齢者で65歳から69歳までの方は、3割自己負担。70歳から74歳までの方は2割もしくは3割自己負担です。

障害者・生活保護の方は各市町村の減免と同じ取り扱いです。

一般の方は、一般の医療保険の自己負担と同じ取り扱いです。

介護保険も適用になります。介護認定を受けている在宅や居住系施設に入居されている

〈患者さんの一部負担金〉介護保険も適用

介護認定を受けている在宅や居住系施設へ入居の方

※1単位：10円　1点：10円

歯科医によるもの		
月２回まで	お一人のみ指導	1回　503単位
	複数人へ指導	1回　452単位

歯科衛生士によるもの		
月４回まで	お一人のみ指導	1回　352単位
	複数人へ指導	1回　302単位

方は、歯科医による訪問診療は月2回まで、1回503単位です。複数の方が一緒に受けられる場合は1回452単位です。

歯科衛生士による訪問ケアは月4回まで、1回352単位。複数の方が一緒の場合は1回302単位です。

◎自己負担割合は患者さんの状態、歯科衛生士が参画するかで違う

著しく歯科診療の困難な患者に対して「歯科治療環境に円滑に適応できるような技法を用いた場合」は、初診時歯科診療導入加算が1回目だけ250点。厚生労働大臣が定める疾患を主病とする患者に対して特定の処置や治療を行った場合は、「在宅患者歯科治療総

〈患者さんの一部負担金〉患者さんの状態によって違う

著しく歯科診療が困難な患者に対して

歯科治療環境に円滑に適応できるような技法を用いた場合	歯科訪問診療を行った場合
初診時歯科診療導入加算 250点/1回目のみ	歯科診療特別対応加算 175点/回

厚生労働大臣が定める疾患を主病とする患者に対して

在宅患者歯科治療総合医療管理料（Ⅰ）　140点/月

厚生労働大臣が定める疾患

- 高血圧性疾患
- 虚血性心疾患
- 不整脈
- 心不全
- 脳血管障害
- 喘息
- 慢性気管支炎
- 糖尿病
- 骨粗鬆症（ビスフォスホネート系製剤服用患者に限る）
- 慢性腎臓病（腎透析を受けている患者に限る）
- 甲状腺機能障害
- 副腎皮質機能不全
- てんかん
- 甲状腺機能亢進症
- 自律神経失調症

〈患者さんの一部負担金〉歯科衛生士が参画するかで違う

歯科訪問診療
補助加算
110点・45点

著しく歯科診療が
困難な者への
30〜70/100加算

訪問歯科衛生指導料

・複雑なもの（訪衛指複）360点
・簡単なもの（訪衛指簡）120点

※介護認定を受けている在宅の患者さんの場合には、介護保険の歯科衛生士等居宅療養管理指導費を算定

歯科衛生士が参画した場合の例

歯科衛生士が参画しない場合	歯科衛生士が参画する場合
▼	▼
歯科訪問診療料	歯科訪問診療料
＋	＋ 歯科診療特別対応加算175点 ＋
処置・手術・麻酔・歯冠修復・欠損補綴	処置・手術・麻酔・歯冠修復・欠損補綴
▼	▼
30〜70/100加算	著しく歯科診療が困難な者への30〜70/100加算

※次のものに限る
1. 抜髄　2. 感染根管処置
3. 抜歯手術
（乳歯、前歯、臼歯の普通抜歯に限る）
4. 口腔内消炎処置（歯肉膿瘍等）
5. 有床義歯修理（装着料を除く）

※次のものは除く
1. 金属歯冠修復　2. レジン前装金属冠
3. ジャケット冠　4. 硬質レジンジャケット冠
5. ポンティック　6. 有床義歯
7. 熱可塑性樹脂有床義歯　8. 鋳造鉤　9. 線鉤
10. フック、スパー　11. バー　12. 口蓋補綴、顎補綴
13. 広範囲顎支持型綴　14. 補綴隙　15. 全身麻酔

合医療管理料（Ⅰ）」として月に140点算定されます。

歯科衛生士が参画するかどうかで、保険点数は変わります。詳しくは、70ページの図表を参照してください。

◎入れ歯を調整した場合の治療費（基本）は1440円

わざわざ歯医者さんに自宅や施設まで来てもらったら、きっと医療費も高いだろうと尻込みをする人も多いようです。

実際には、大きな負担になるような額ではありません。

あくまで参考例ですが、入れ歯を調整した場合の治療費は、次ページの図表のとおりです。歯科訪問診療料1、在宅患者等急性歯科疾患対応加算、歯科疾患在宅療養管理料など、合わせて1440円です。

入れ歯の修理をしてもらった場合（新製から7ヵ月以降で1〜8歯程度の義歯で）、3150円程度です。

〈患者さんの一部負担金〉施設等で入れ歯を調整した場合

療法・処置	点数（点）	負担金（円）
歯科訪問診療料Ⅰ	866	
在宅患者等急性歯科疾患対応加算　同一建物居住者以外	170	
歯科疾患在宅療養管理料	180	
文書提供加算	10	
歯科訪問診療補助加算　同一建物居住者以外	110	
歯科口腔リハビリテーション料1	100	
合計	1,436	1,440

※医療保険の場合、10円未満は四捨五入

◎むし歯の治療は1本1900円から

歯石取りは1回1000円から2000円、むし歯の治療は小さいもので1本1900円から5000円、大きいもので1本2100円から6000円が目安です。

抜歯は1本2000円から5000円。

総入れ歯は、型取りから完成までが上下で1万5000円から2万円、片方で1万2000円から1万5000円です。

部分入れ歯は、型取りから完成までの合計金額が上下で6500円から1万円（残っている歯が5本以下）、片方で5000円から7000円です。

入れ歯の調整は1400円から2300

治療費の具体例

(例) 後期高齢者医療被保険者証（1割負担）をお持ちの方の場合

抜歯	1本　前歯	1,400円～3,500円
	1本　奥歯	1,600円～3,700円
むし歯をつめる	1本	900円～2,000円
総入れ歯 (型取りから完成までの合計金額)	上下	15,000円～20,000円
部分入れ歯 (型取りから完成までの合計金額)	片方	5,000円～7,000円
入れ歯の調整	1回	1,400円～2,300円
入れ歯(1~8歯)の修理	片方	2,800円～5,500円

※上記金額は一部負担金のおおよその目安です。口腔状態および手技・技法により変わります

円、修理は片方で2800円から5500円です。

これらの金額は一部負担金のおよその目安です。口腔状態および手技や技法によって増減しますので、実際の料金は治療の際にご確認ください。

いずれにせよ、訪問診療だからといって通常の治療費より高いことはありません。

◎柔軟に選べる費用の支払い方法

訪問診療の治療費（一部負担金）の支払い方法は、事情に応じて、主に次の3つの方法から選んで柔軟に決められます。

1　毎回支払う方法

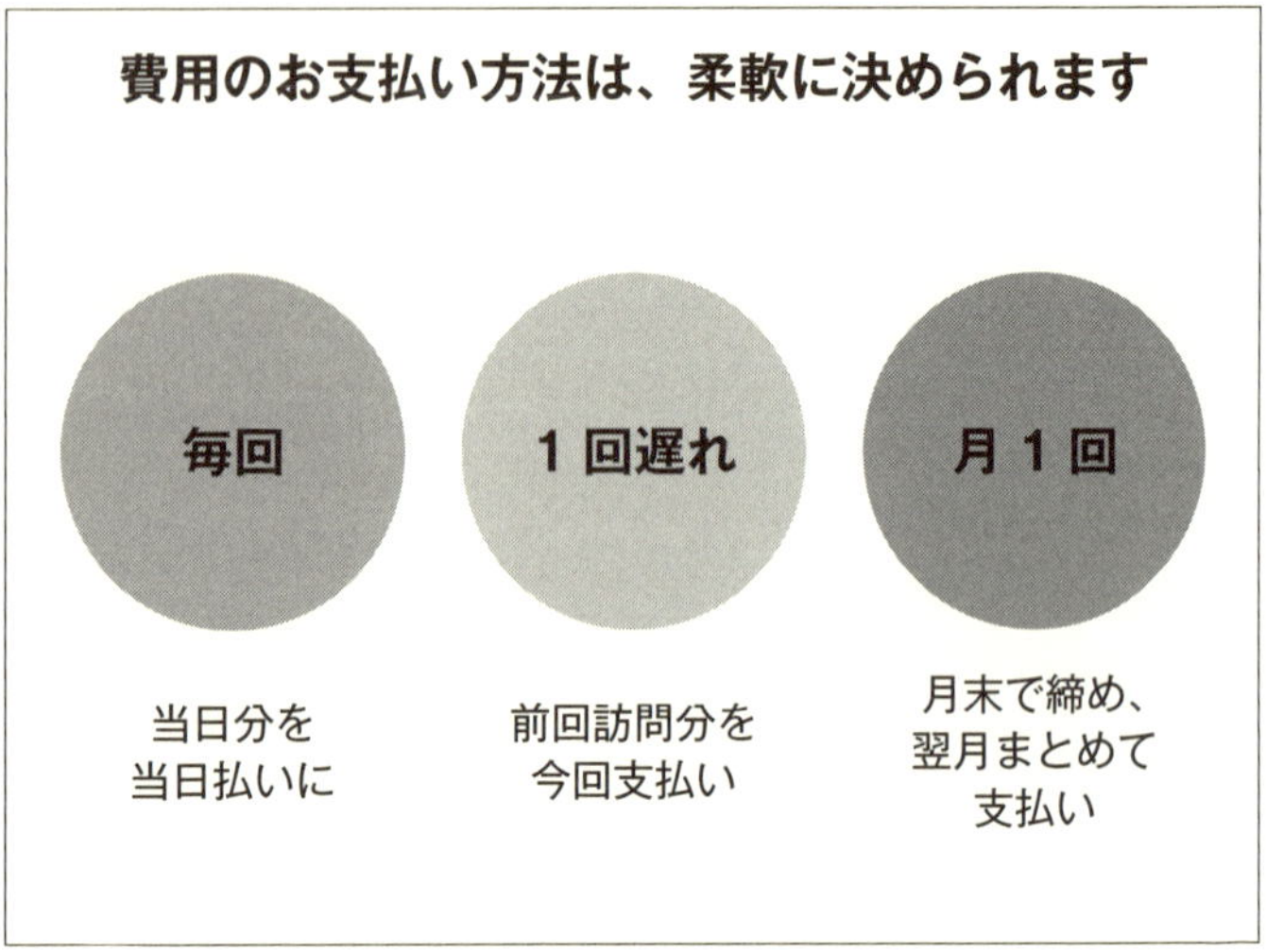
費用のお支払い方法は、柔軟に決められます
毎回
1回遅れ
月1回
当日分を
当日払いに
前回訪問分を
今回支払い
月末で締め、
翌月まとめて
支払い

当日分を、当日診療後に支払います。

2　1回遅れ

前回の訪問分を今回の治療時に支払います。

3　月1回払い

月末で締め、翌月まとめて支払います。

毎回、診療代がいくらになるか、不安を感じることはありません。事前にたくさんのお金を用意することも不要です。安心して必要な治療を受け、後日精算ができます。

要介護者が施設に入っている場合も、家族が支払いのために、わざわざ仕事を休むなどして同席する必要がありません。安心して、施設の職員に任せることができます。

介護保険を利用するための手続き

松尾歯科医院院長
松尾東洋彦

◎要介護認定を受けるプロセス

介護保険を利用するには、要介護認定を受ける必要があります。まずは、要介護認定の手続きを簡単に紹介しましょう。

①要介護・要支援認定の申請手続きをする

申請先は、住民票のある市町村の介護保険課や地域包括支援センターなどです。

申請用紙は、申請窓口にあります。

主治医の名前などを記入し、介護保険被保険証を添えて提出します。

②訪問調査に来る

申請すると、後日、訪問調査員が自宅に来て、介護が必要かどうか、どのくらい必要かを調べるための聞き取り調査をされます。この調査結果や主治医の意見書などをもとに、要介護度が決められます。

③申請からだいたい1ヵ月で認定結果の通知が届く

要支援1、2から要介護1～5までの7段階があります。このいずれかに該当すれば、介護保険サービスが利用できます。これに該当しないと、介護保険は利用できません。

④ケアプランの作成を依頼する

要介護1～5の人は、居宅介護支援事業所に所属するケアマネジャーにケアプラン（介護サービス計画）の作成を依頼します。

居宅介護支援事業所のリストは、申請窓口にありますので、参考にしてください。

⑤ケアプランを作る

どんなサービスを、いつ、どのくらい利用するかの計画がケアプランです。

ケアマネジャーが自宅や施設を訪問し、本人と家族から、様子や希望を聞いてケアプランを作ります。

要支援1、2の人は、地域包括支援センターの保健師などが介護予防ケアプランを作ります。

⑥契約

利用するサービスの事業所と契約を交わせば、サービスが開始されます。

◎介護保険や医療保険で口腔ケアサービスを受ける方法

在宅の人が口腔ケアサービスを始めるには、次の2つのステップがあります。

1　訪問歯科診療で歯科治療を受ける

2　その後、介護保険の居宅療養管理指導で口腔ケアを受ける（介護認定を受けていない方は、医療保険の口腔ケアを受ける）

最初に歯科医が自宅を訪問して診療と治療を行い、歯科医の指示に基づいて歯科衛生士などが月に4回まで口腔ケアを行うものです。

◎自宅に来てくれる歯科医を探す

いずれにしても、まずは自宅や施設を訪問してくれる歯科医を探さなければなりません。

地域によって、訪問歯科診療の普及状況は違います。近くに訪問診療を行っている歯科クリニックがいくつもある地域と、少ない地域の差がまだどうしてもあります。けれど、見つける方法は決して難しくありません。

実際に自宅で歯科検診を受けたいと希望する方は、次のいずれかの方法で問い合わせてください。

・ケアマネジャーや保健師に相談する
・市町村の高齢福祉課、介護保険課窓口に問い合わせる
・最寄りの地域包括支援センターに問い合わせる
・歯科医に訪問歯科診療をしてくれるか、問い合わせる
・地域の歯科医師会に問い合わせる
・日本訪問歯科協会に問い合わせる

「走る歯医者さん」が自宅まで来てくれる

さいとう歯科医院院長
齋藤康暢

◎機材を車に積んでやって来る、SOSデンティスト

日本訪問歯科協会に所属する歯医者さんに訪問歯科診療を依頼すると、車で自宅を訪問してくれます。

この車の中には、ひととおりの治療ができる機材が積まれています。

最近は医療機器も改良され、携帯用の治療器具も豊富に揃っていますので、従来なら、クリニックに来てもらわなければできなかった治療のほとんどが、自宅のベッドに寝たままでできるようになりました。

◎訪問歯科診療を始める歯科医が増えてきた

ここ数年、訪問歯科診療を行う歯科医が増え続けています。

多くは、本拠である歯科医院での診療を基本にしながら、曜日や時間を決めて、院長が自ら訪問歯科診療を担当するところが大半です。それは本来、通常のクリニックでの治療と訪問歯科診療は別のものではないからです。ずっとクリニックに治療に通っていた患者さんが病気などによって通院できなくなった、その患者さんを生涯にわたって治療し、サ

ポートするため訪問歯科診療もしなければならない、という事情から始まる場合が少なくありません。

中には、訪問歯科診療を専門に行う歯科医や、専門のスタッフを別に揃えて毎日のように訪問歯科診療に対応している医院やクリニックも増えています。

◎自宅で治療を受けるメリット

歯医者さんが自宅に来てくれたら、大変な思いをして寝たきりの高齢者を歯科医院まで連れて行かなくても済みます。それだけでもずいぶん助かることと思います。

自宅に歯科医が来てくれるメリットは、それだけにとどまりません。例えば入れ歯を作った場合、患者さんが実際に食事をする場面を歯科医に見てもらうことができるので、よりきめの細かい調整ができます。

口腔ケアは、歯科衛生士が月に4回まで訪問できますが、それ以外の日は、介護をする人がどれだけ熱心に関われるか、ケアのポイントを理解しているかも大切となります。訪問歯科診療なら、実際に生活し、口腔ケアをする現場で適切な助言をすることができます。

生活状況や環境に合わせて、より適切な口腔ケアを提案できるといった、数々のメリットがあります。

◎訪問日（受診日）を決める

自宅に来てくれる歯科医が見つかったら、次は訪問の日時を決めることになります。できれば「早い方がいい」と考えるのが当然ですが、ここは慎重さも大切です。認知症の人などは、精神的に不安定な時期があります。そのような時期は避けて、落ち着きのあるときに来てもらいましょう。焦りや無理強いは禁物です。あくまでも、歯科診療を受ける本人を尊重することが基本です。そうでなければ、せっかくの診療や口腔ケアもスムーズに進まなくなります。

日時を決める際には、事前に「どんな口の症状で困っているか」を、歯科医に伝えましょう。診療を受けるときに上体が起こせるか、どんな病気や障害があるのか、患者さんの状況をできるだけ詳しく簡潔に伝えておけば、歯科医はあらかじめ診療の準備ができますし、ビジョンが描きやすいでしょう。

口腔ケアサービスの利用の仕方

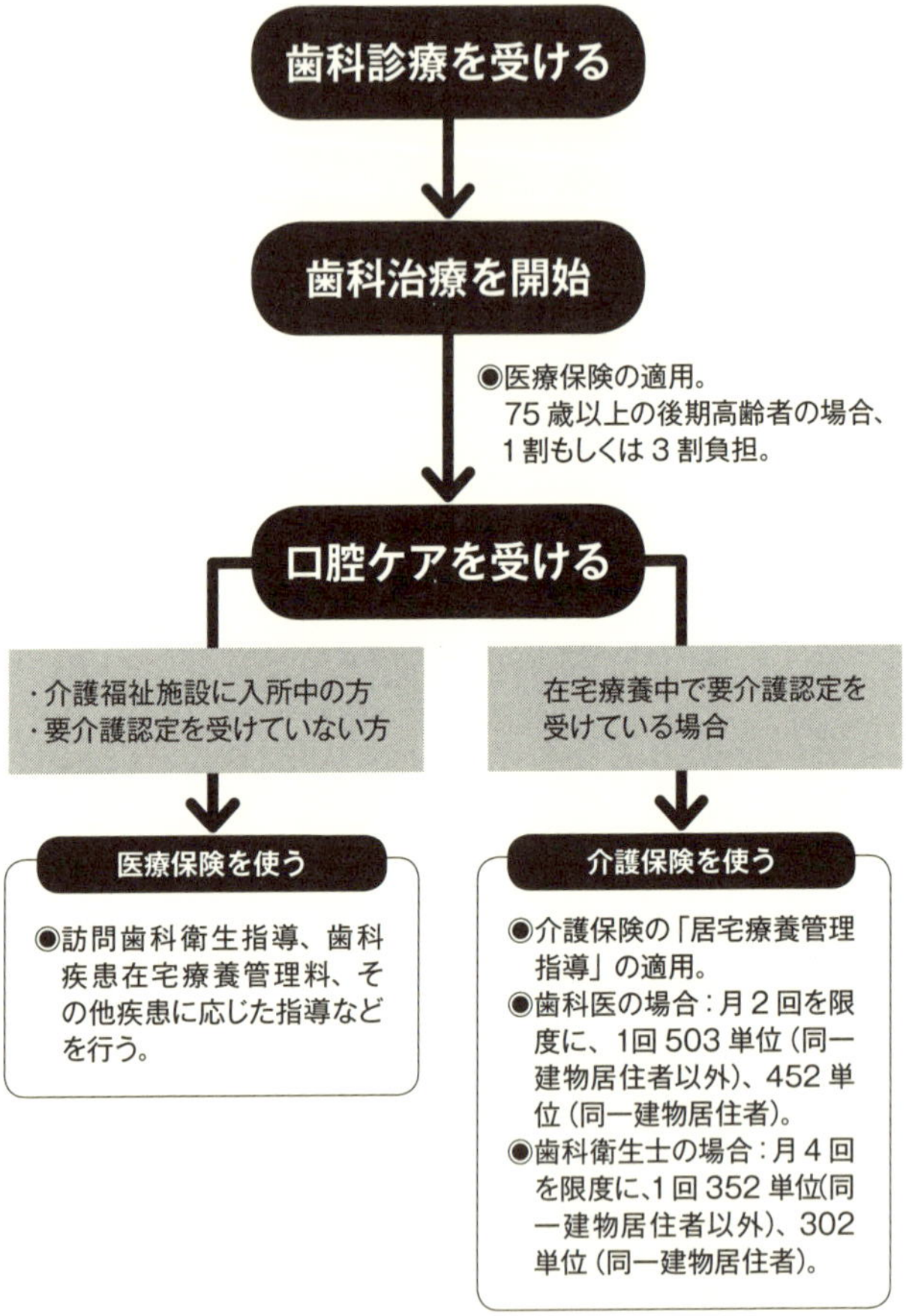
歯科診療を受ける
歯科治療を開始
◉医療保険の適用。
75 歳以上の後期高齢者の場合、
1 割もしくは 3 割負担。
口腔ケアを受ける
・介護福祉施設に入所中の方
・要介護認定を受けていない方
在宅療養中で要介護認定を受けている場合
医療保険を使う
◉訪問歯科衛生指導、歯科疾患在宅療養管理料、その他疾患に応じた指導などを行う。
介護保険を使う
◉介護保険の「居宅療養管理指導」の適用。
◉歯科医の場合：月 2 回を限度に、1回 503 単位（同一建物居住者以外）、452 単位（同一建物居住者）。
◉歯科衛生士の場合：月 4 回を限度に、1 回 352 単位（同一建物居住者以外）、302 単位（同一建物居住者）。

※同じ建物で 1 人にのみ行う場合は「同一建物居住者以外」となり、同じ建物で複数人に行う場合は「同一建物居住者」となる。

◎初回は歯科検診が中心

訪問歯科診療の初日は、歯科検診が中心になります。まずは患者さんの症状や状態を確認し、これからどのような治療が必要か、治療だけでなく、歯科衛生士に依頼して口腔ケアも定期的にした方がよいかなどの方針を決めます。

本人やご家族の希望があれば、その段階できちんと伝え、相談しましょう。遠慮する必要はありません。

歯科医の訪問日に、家族が用意するものは特にありません。

Part

3

家庭で手軽にできる「口腔ケア」と「お口のリハビリ」

口腔ケアの基本は歯と歯肉のブラッシング

戸田歯科医院院長
戸田信彦

◎口の中の清潔を保つにはまず「ブラッシング」

口腔ケアの基本は、言うまでもなく「歯磨き」です。
歯磨きは、言い換えたら、「歯と歯肉のブラッシング」。主な目的は次の2つです。

1　口の中にたまった小さな食べかすや歯垢（プラーク）をきれいにし、微生物の繁殖を抑えて歯石がつかないようにする。これをプラークコントロールと言う

2　歯肉を歯ブラシでマッサージすることで、血行を良くする

歯磨きは、歯を磨くことだけが目的ではありません。歯肉のマッサージも大切です。歯が一本もない人でも、歯磨きを続けることが大切です。

◎「磨いたつもり」で終わっていないか？

毎日きちんと歯磨きをしているのに、むし歯や歯周病になり、口臭が強い人がいます。自分では「磨いたつもり」でも、磨き方が悪くて、きちんと磨けていないために、歯磨きの目的を果たせていない人が案外少なくありません。

一番多いのは、歯ブラシを大きく横滑りさせて、ゴシゴシ磨く人です。「磨いた！」という満足感は得られるかもしれませんが、実際には歯や歯ぐきを傷めるだけで、汚れは取れていません。

長年、このような磨き方をしている人は、表面のエナメル質が摩耗して、歯がくさび状にすり減っています。すり減ったところはやわらかいので、むし歯になりやすくなります。

◎上手に歯を磨くにはコツがある

口の中の汚れを残さず、きちんと歯を磨くには、ちょっとしたコツがあります。

1　自分の歯の汚れやすいところを知る

歯の汚れやすいところ

- 歯と歯のすき間
- 歯と歯肉の間にできた歯周ポケット（歯と歯肉の境目）
- 奥歯の奥
- 前歯の裏側
- むし歯があるところ
- 入れ歯のバネのかかった歯
- 治療で金属を詰めたり、被せたりしたところ
- 歯並びがでこぼこしたところ
- 片側だけで噛む癖のある人は噛まないほうの歯
- 片麻痺の人は麻痺のある側の歯

口の中のどの部分が汚れやすいかは、みな同じではありません。歯並びや歯の健康状態によって違います。

歯並びがでこぼこになっているところ、歯と歯の間にすき間があるところ、治療で金属を詰めたところ、むし歯があるところに汚れがつきやすいので、念入りに磨きましょう。

2　寝る前は、「質の良い歯磨き」をする

歯磨きは、毎食後と寝る前の一日計4回が理想です。また、食後少し経ってから磨くのが基本です。実際は、なかなか毎食後は難しいかもしれません。

それならば、寝る前の1回だけは丁寧に磨いてください。睡眠中は、唾液の分泌量が減って、細菌が繁殖しやすいからです。

3　歯垢は歯ブラシの毛先で落とす

食べかすはうがいで落とすこともできますが、ねばねばした歯垢はブラッシングでなければ落とすことができません。

多くの人が勘違いしているかもしれません。歯垢を落とすには、強い力は要りません。弱い力で小刻みに歯ブラシを動かすことで、細かいすき間や溝に入っている歯垢をきれいに取り除けます。力は入れないよう、注意しましょう。

◎どこから磨くか順番を決めておく

歯を磨く順番に決まりはありません。

ただ、汚れがつきやすいところから磨くと、磨き残しが少ないでしょう。前歯より奥歯から、歯の表側より裏側から、利き手の反対側より利き手側から磨くことをお勧めします。

◎歯と歯の間の汚れは歯間ブラシできれいに

歯と歯の間に詰まった汚れは、ブラッシングだけではなかなか取れません。これは歯間ブラシを使ってきれいにしましょう。

歯ブラシの使い方

歯ブラシは、鉛筆のように軽く持って使います。歯を磨く順番に特に決まりはありませんが、汚れがつきやすいところから先に磨くと、磨き残しが少なくなります。

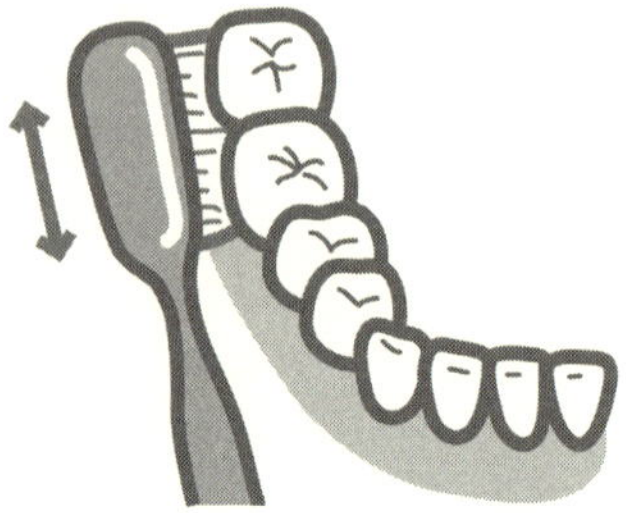

＜動かし方＞

2～3mm 幅で軽く小刻みに10回程度動かす。

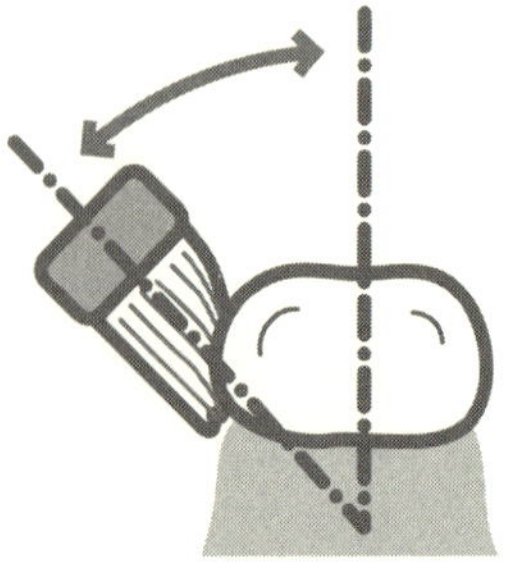

＜歯ブラシの当て方＞

歯と歯肉の間で45度の角度で当てる。

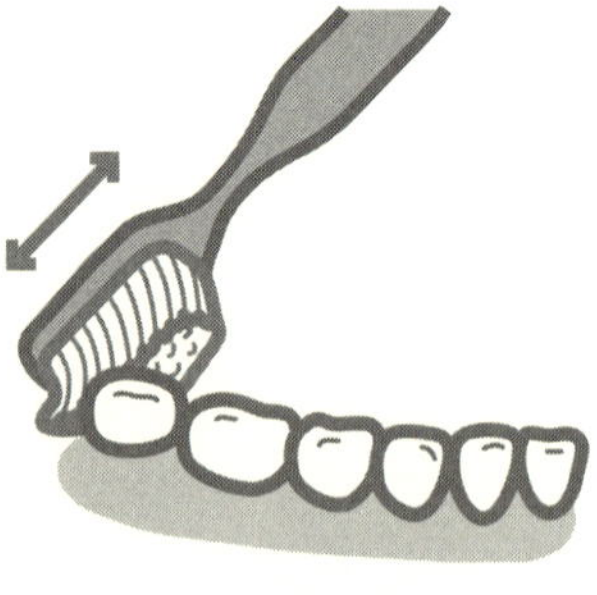

＜奥歯の奥＞

歯ブラシの先を歯の後ろに入れて動かす。

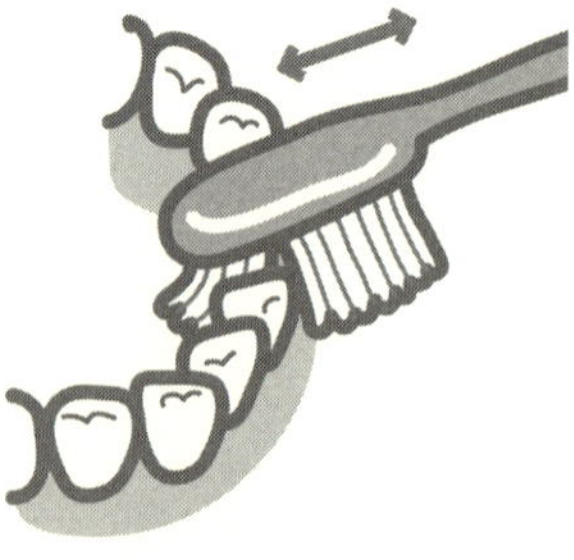

＜前歯の裏側＞

歯ブラシの先を当て、1本ずつ小刻みに縦に10回ほど動かす。

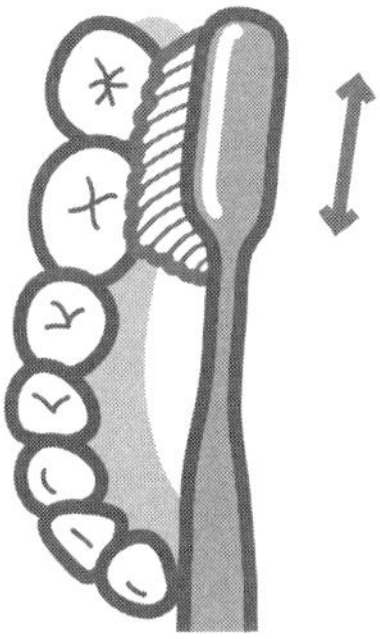

<奥歯の裏側>

歯ブラシを歯と歯肉の間に45度の角度で当て、小刻みに10回ほど動かす。

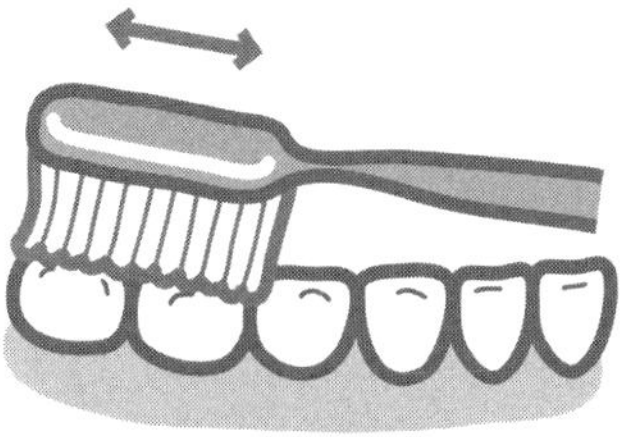

<奥歯の溝>

歯ブラシの毛先を溝にしっかり当てて動かす。

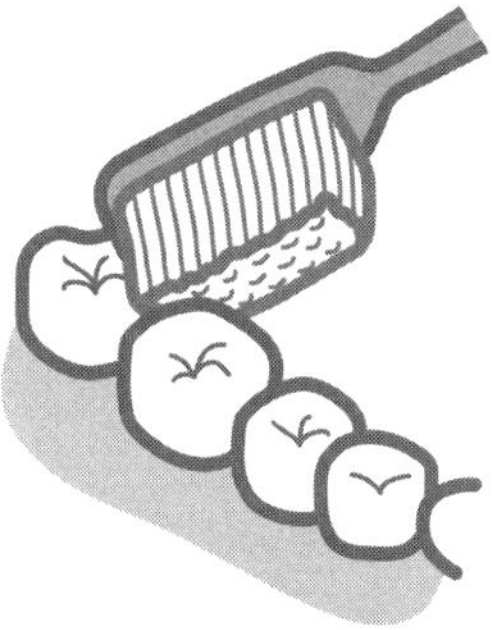

<歯と歯のすき間>

歯ブラシの先で念入りに。

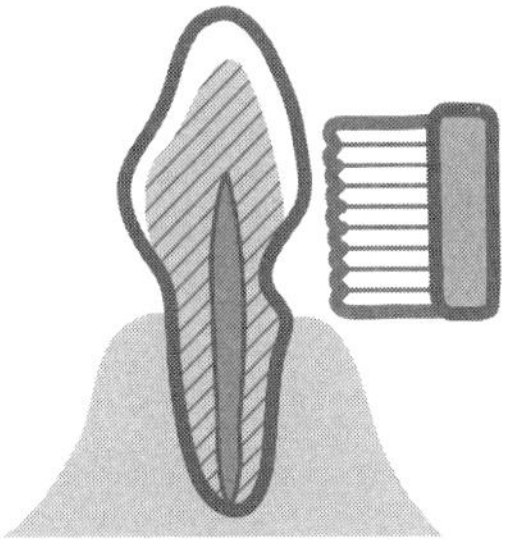

×

ごしごし磨きはダメ！

力まかせにごしごし大きく横磨きすると、歯がすり減るだけで汚れは完全に取れない。

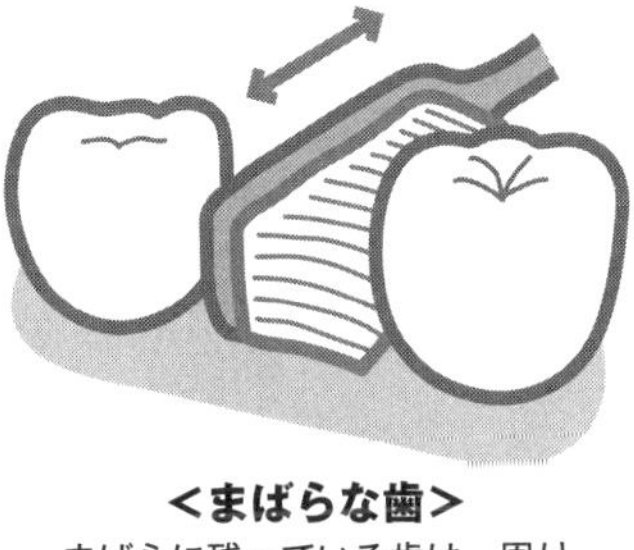

<まばらな歯>

まばらに残っている歯は、周りも丁寧にブラッシングする。

歯間ブラシは、サイズの合ったものを使わないと、歯や歯肉を傷つけるので注意しましょう。歯と歯のすき間の幅は、場所によって違います。すべてのすき間を同じ歯間ブラシを使うのは適切ではありません。最初はいくつかのサイズがセットになっているものを買い、使い比べて場所に応じて合うサイズを確かめてください。自分でよく判断できない場合は、歯科医に相談してください。

ブリッジのかかっているところは、特に汚れやすいので、歯間ブラシで丁寧に取りましょう。

上顎《うわあご》と舌のお掃除も大切

浅賀歯科医院院長
浅賀勝寛

口腔ケアで案外忘れられがちなのが、上顎や舌の汚れ落としです。

舌には、古い細胞の死骸や細菌がくっつきやすく、口臭の原因にもなります。

若くて健康な人は、食べるときや話すときに舌が動いて、ある程度の汚れは自然に落ちてしまいます。ところが、舌の動きが鈍くなった高齢者は汚れがついたままになりがちです。その上、舌と接する上顎も一緒に汚れやすくなります。きれいにするためには、やはり「歯磨き」です。

◎舌と上顎も歯ブラシで丁寧にブラッシング

舌と上顎をきれいにする方法は簡単です。

歯ブラシで、舌の上を奥から手前に10回程度、かき出します。次に上顎も歯ブラシで10回程度かき出します。こすりすぎは禁物です。舌や上顎の表面を傷つけないよう、やさしく扱いましょう。

舌は、専用の舌クリーナーが売られていますので、これを使うのもよいでしょう。

口の中が乾燥しがちな人の場合は、あらかじめ口の中に少し水を含んで湿らせてから磨きましょう。乾燥したままブラッシングすると、汚れがうまく取れないばかりか、舌や顎の粘膜を傷つけてしまう恐れがあるからです。

◎体調がよくないときは、舌と上顎だけでもいい

体調がすぐれず、歯磨きに時間をかけたくないときは、上顎と舌だけでもブラッシング

歯間ブラシの使い方

歯と歯の間に先端から差し込み、ゆっくり前後に動かします。
サイズが合っていないと歯や歯肉を傷つけてしまいます。

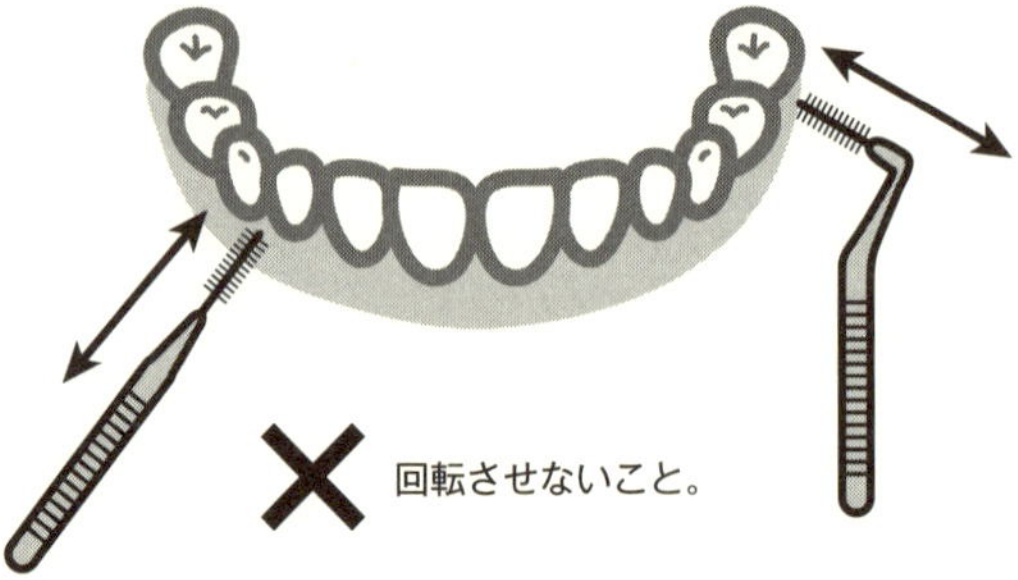

歯垢のつきやすいところ

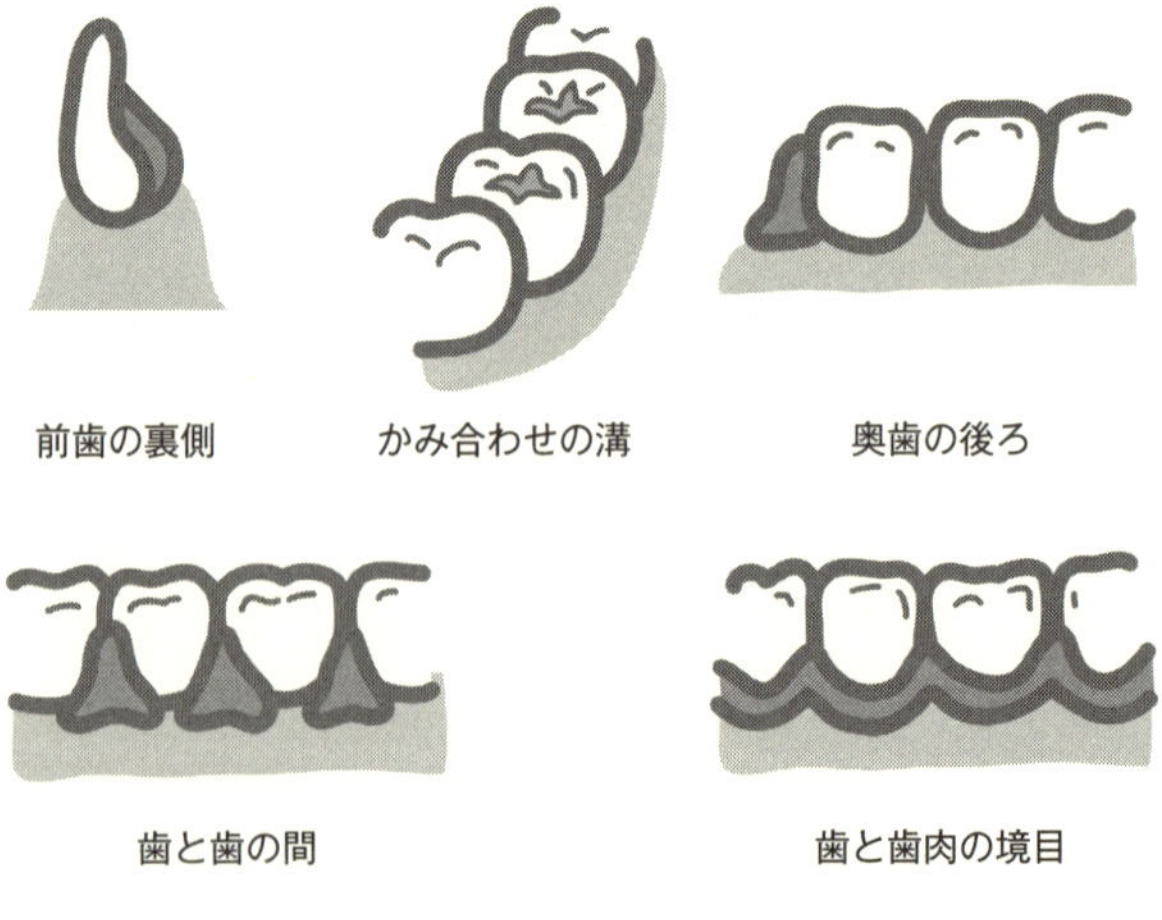

前歯の裏側
かみ合わせの溝
奥歯の後ろ
歯と歯の間
歯と歯肉の境目

するといいでしょう。その際にブラシが少し歯に当たって歯の簡単な掃除もできますし、どちらかといえば、歯より舌と上顎を磨いたほうが口の中はきれいにできます。口の中で大きな面積を占めているのは、歯より上顎と舌だというのが、考えてみればわかっていただけるでしょう。

◎クチュクチュうがいで口の中をさっぱりさせよう

上を向いてブクブクと音を鳴らしてするうがいは、主にのどの細菌やウイルスを取り除く目的でするものです。

口腔ケアのためのうがいは、頬をふくらませてクチュクチュするうがいです。高齢者の場合は、ブクブクうがいは避けた方が賢明です。誤って気管に入ってしまったり（誤嚥）、飲み込んだりするからです。

歯磨きの後などは、クチュクチュうがいを行ってください。歯垢を流すことはできませんが、大きな食べかすは洗い流せますから、口の中がさっぱりします。しかも、口を閉じて頬を動かすため、頬の筋肉が鍛えられるメリットもあります。

高齢者はクチュクチュうがいを

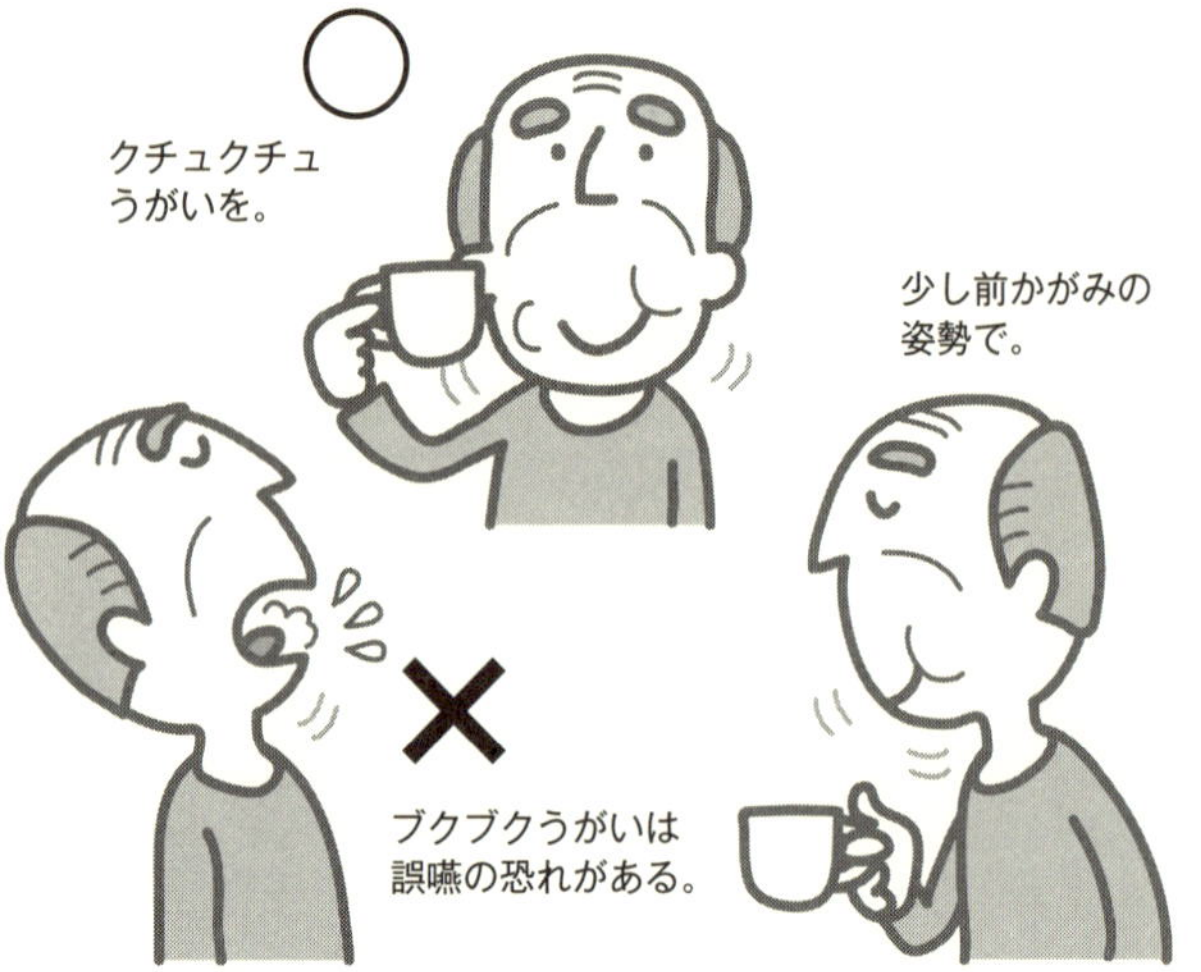

◎うがいができない人は、洗い流しや清拭《せいしき》をする

寝たきりで上半身を起こせない人の場合、うがいはできません。

意識レベルが低下している人、片麻痺などの感覚障害や運動障害の強い人も誤嚥を起こしやすいので、うがいは避けた方がいいでしょう。

うがいができない人は、吸い飲みなどで水をかけて汚れを流します。誤嚥をしないよう、水は少しずつ注意して注ぎましょう。

座れる人の場合は、少し前かがみになってもらい、水がのどの方にいきにくい姿勢を取ります。

洗い流し方

顔を横に向けて、濡れてもいいようにタオルを敷き、
受け皿を当て、口角を引っ張って吸い飲みで洗い流します。

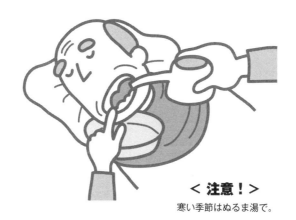

＜注意！＞

寒い季節はぬるま湯で。

歯や歯肉の拭き方

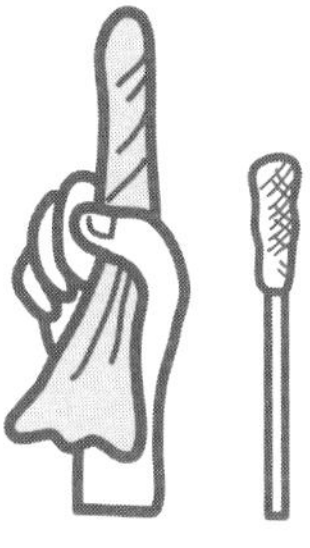

指や割り箸にガーゼを巻きつけて湿らせたもので拭く。

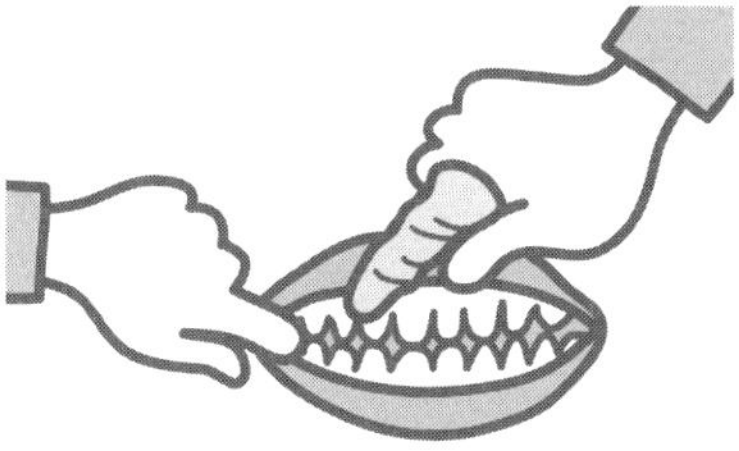

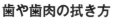

口を開かないときは、口角に人差し指を入れて引っ張ったり、開口用の器具を使って開く。歯の裏側を拭くときに、かまれる恐れがある場合は、割り箸を数本束ねて奥歯あたりにかませる。

歯と歯ぐきの境目は小さい綿棒で拭きとる。

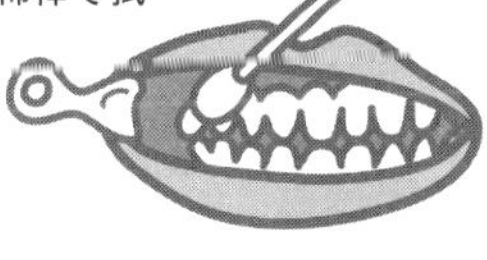

座れない人は、横向きに寝るかあおむけで顔だけを横にしてもらいましょう。

◎歯を拭くときは、ケア用品を湿らせて拭く

歯や歯肉を拭くときは、水で湿らせたガーゼを指や割り箸の先に巻きつけ、歯の表面をこすります。

ガーゼは目が粗いので、ある程度の汚れや歯垢を拭き取ることができます。

本人が自分でできる場合は、割り箸にガーゼを巻きつけたものや、スポンジ製のケア用品を使うと便利です。

口腔ケアをするときの介護の心得

渡辺歯科クリニック院長
渡辺純一

◎口腔ケアの介護デビューは慎重に

食事や排泄の世話は当然のようにしていても、歯磨きは本人に任せているという介護者が意外に多いようです。でも実際は、口腔ケアが足りないために、口臭が強い、食が細くなった、よく熱を出すといった症状を引き起こしている場合が多いことはすでに書かれてきたとおりです。

口腔ケアの介護は、身体的な介護と基本的な考えは同じです。高齢者のプライドを傷つけないよう、さりげなくサポートしましょう。口の中は、特に人間の尊厳と直接結びついていますから、無神経に口を開けたり、開けさせたりといったストレスを与えないよう、最初のサポートの際は慎重に配慮して行いましょう。

ちょっとした手助けで、病気や障害を持った高齢者でも、口腔ケアを続けることができます。

口腔ケアの介護のポイントを5つ、あげておきます。

ポイント1　できることは本人にしてもらう

歯ブラシを持って動かす動作は、手指の運動機能を使います。軽度の片麻痺の人や運動機能が低下した高齢者にとっては、毎日続けることで手指のリハビリにもなります。その人が使いやすい用具を工夫した上で、できるだけ本人にやってもらいましょう。

介護者が手を貸すのは、必要最小限にとどめる意識が大切です。

ポイント2　誤嚥に注意し、安全に口腔ケアを行う

口腔ケアで最も危険なのは「誤嚥」です。口の中の細菌や食べかすをきれいにしても、その汚液を気管支や肺に入れてしまっては意味がありません。

ケアを始める前に声をかけ、高齢者の意識を覚ましたり、誤嚥しにくい姿勢を取ってもらうなどの工夫が大切です。

ポイント3　生活のリズムづくりを心がけよう

朝起きたら顔を洗い、歯を磨く習慣は、一日の始まりを意味します。

口腔ケアを一日のリズムの中に組み込んで、寝たきり高齢者の生活にメリハリをつけましょう。口腔ケアの目的は、ただ口の中をきれいにするだけではありません。食事を美味しく食べるための準備でもあり、積極的に起き上がって家族や介護職員と話をするためでもあります。ただし、関節リウマチやパーキンソン病などの人は、一日のうちもっとも症状の落ち着いている時間に口腔ケアをしてあげるのが負担が少ないでしょうから、人によって配慮は必要です。

ポイント4　嫌がるときは無理強いは禁物

口腔ケアは毎日続けることが重要ですが、だからといって、気分や体調が悪いときや、嫌がるとき、無理にする必要はありません。

一日くらいは歯を磨かなくても、大きな問題にはなりませんから、介護者が完璧を求めすぎて失敗しないよう、気をつけましょう。おおらかに構えて、長く続けることが、毎日やることよりずっと大切です。

特に認知症の人は、介護者に対してストレスがたまっていると、口腔ケアを拒否することも珍しくありませんから、あらかじめ留意しましょう。

ポイント5　訪問歯科診療や介護保険サービスを利用しよう

日頃の口腔ケアは本人や介護者が行うのが基本ですが、必要に応じて、訪問歯科診療や介護保険サービスを積極的に活用しましょう。

口腔ケアには、専門家のサポートが必要な場合があります。特に、誤嚥の可能性が高い人、病気や障害を持っている人にとっては、自宅を訪問してくれる歯科医や歯科衛生士が強い味方です。

ためらわず、かかりつけの歯科医や市町村の窓口に相談し、訪問歯科診療を活用しましょう。

お口のリハビリでもっと元気に

西村歯科院長
西村有祐

◎口腔リハビリにも種類がある

介護をする人と一緒に、自分でできる口腔リハビリもたくさんあります。ここでいくつかを紹介しましょう。

◎咀嚼のリハビリ

舌と頬の動きをしなやかにする〈咀嚼のリハビリ〉から始めましょう。

上手に噛むには、舌や頬の動きが大切です。口に入れた食べ物は、まず舌がしなやかに動いて、奥歯の上まで運びます。そして、上下の歯で上手にすりつぶせるよう、舌と頬が食べ物をこぼさないよう両脇から支えます。

健康な人は、普段そのようなことは意識していません。ごく自然に舌と頬とが動いているからです。

舌と頬の動きが鈍くなった人は、歯があってもうまく咀嚼ができなくなり、いつまでも口の中でもぐもぐするだけになります。

そこで、首の運動や口の体操をして、舌やのどの動きを滑らかにしましょう。

まずは首の運動です。首をゆっくり前後左右に倒します。後ろに反らすときはあまり無理をしないでください。

次に、息を吸いながら両肩を上げ、息を吐きながら力を抜いて肩を落とします。

◎誤嚥を防ぐ嚥下のリハビリ

私たちは、食べ物を嚥下する瞬間に息を止めています。食べ物が気管に入らないよう、喉頭蓋というふたが反射的に気管をふさぐからです。

首の運動

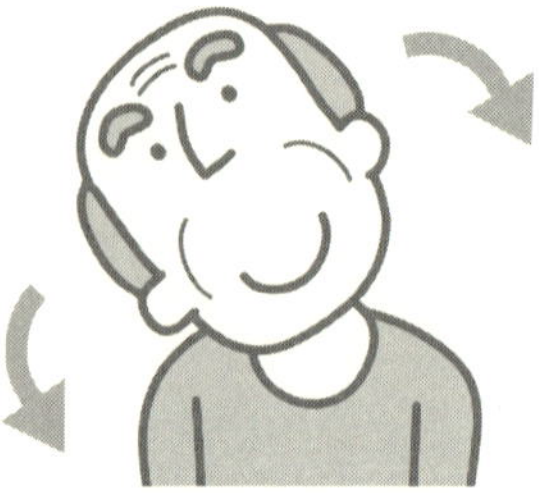

首をゆっくり前後左右に倒す。後ろに反らすときは無理をしないで。

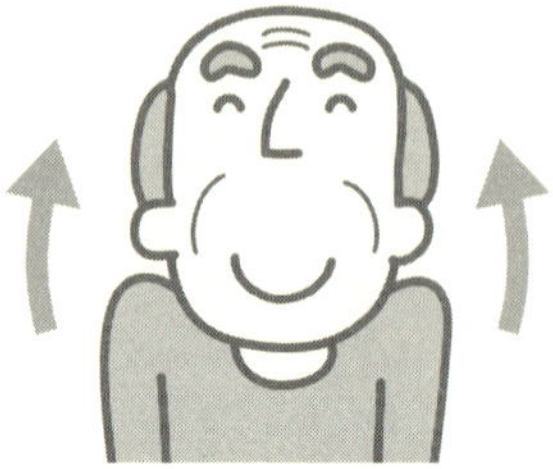

息を吸いながら両肩を上げ、息を吐きながら力を抜いて肩を落とす。

口の体操

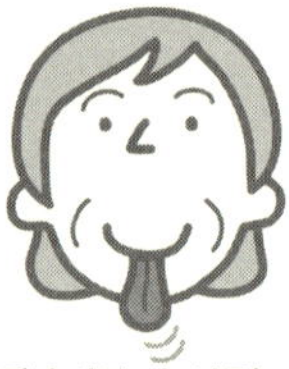

舌を出したり引っ込めたりする。

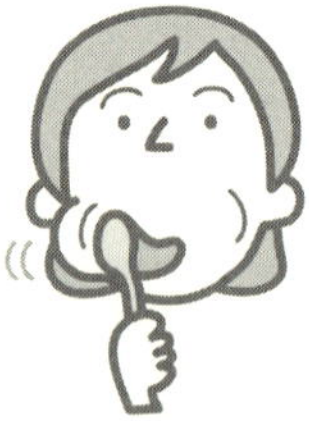

口の中にスプーンを入れて頬の内側から外側に軽く押し、頬の筋肉でスプーンを押し戻す。

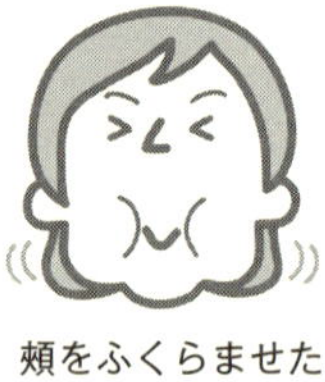

頬をふくらませたりへこませたりする。

舌先を左右の口角につける。

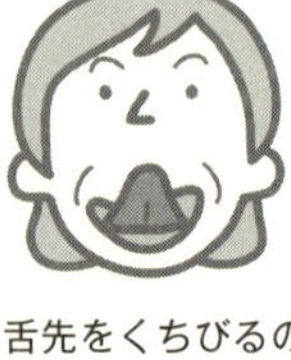

舌先をくちびるの上下につける。

ところが、呼吸のコントロールがうまくいかなくなると、息を止めることができず、息を吸いながら食べて誤嚥が起こります。

誤嚥しそうになっても、おなかに息をため込んで、勢いよく吐き出せれば大丈夫です。正しくむせるための呼吸の訓練をしましょう。

①深呼吸と咳の呼吸訓練

深呼吸をし、いったん息を止め、その後にエッヘンと咳をして、息を吐き出します。これを何度か繰り返します。

②腹式呼吸の練習

うつぶせ寝をすると、自分の身体の重みを利用して、簡単に腹式呼吸の練習ができます。5~10分、おなかを意識して呼吸しましょう。ただし、自分で寝返りをうてない人は注意してください。

◎歯磨きだって立派なリハビリ

歯磨きは、ただ口の中をきれいにするだけでなく、口の中のリハビリにもなりますから、毎日続けましょう。

よりいっそうリハビリ効果を高めるために次のような方法があります。

・歯ブラシで舌をトントン叩いて、感覚を刺激する
・スプーンの背で舌を押さえたり、スプーンをくるくる回しながら動かしてマッサージ
・歯ブラシで舌を下に押さえつける

歯ブラシで舌を押さえると、舌はその力に反発するので、筋力の増強になります。スプーンを使ってもよいでしょう。

◎表情のリハビリ

若々しい人は、表情が豊かです。それだけ顔の筋肉が柔軟で活発に動いている証拠です。

表情のリハビリ

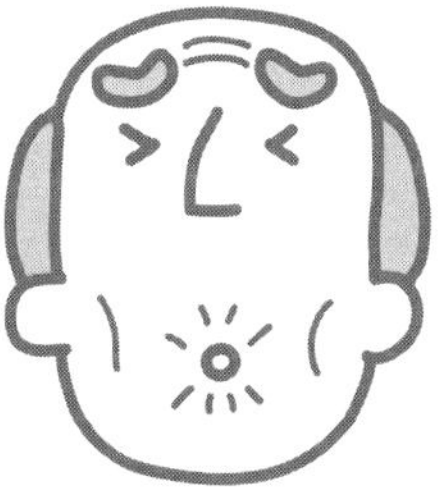

すっぱい顔。顔の中心に目・鼻・口を引き寄せるようにする。

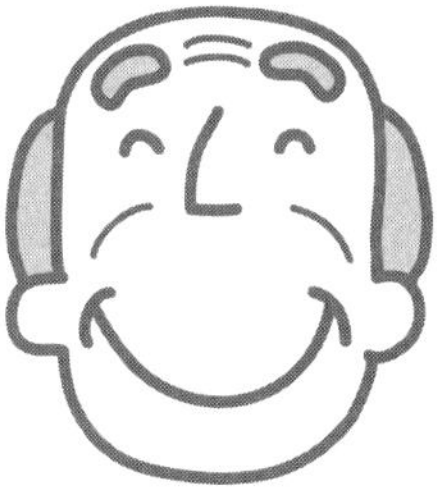

にっこり口角を引き上げる。

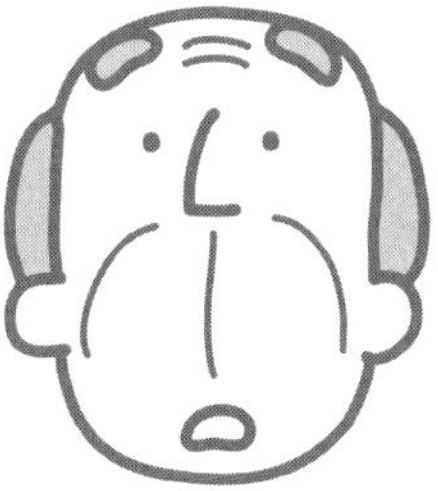

オランウータン顔。顔を上下に引き伸ばす。

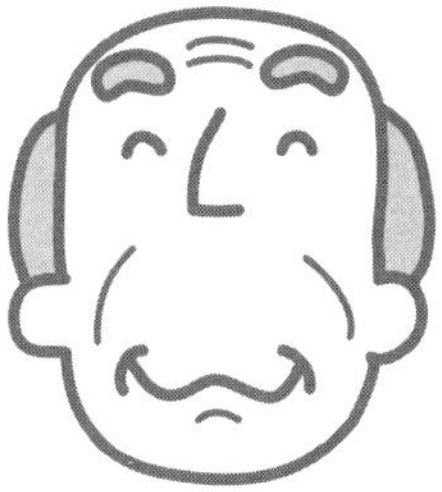

ムフフフとくちびるを内側に丸める。

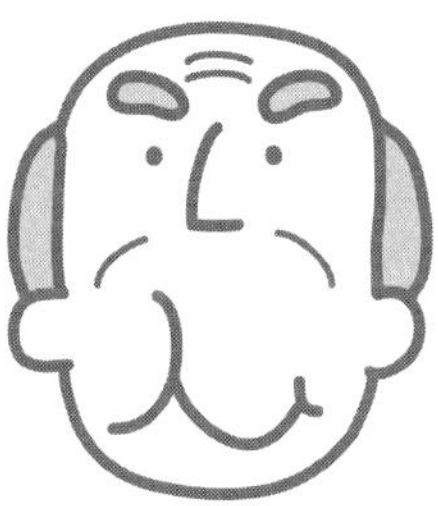

頬をふくらませたり、へこませたりする。片側ずつ、交互に。

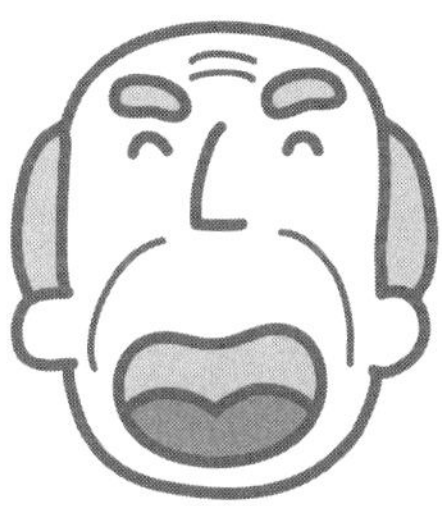

パッと大きく口を開く。

片麻痺やパーキンソン病などによって運動障害がある人、表情が乏しくなった高齢者などは、意識的に顔の筋肉を動かす〈表情のリハビリ〉が効果的です（107ページ参照）。

・にっこり、口角を引き上げる
・すっぱい顔をしてみましょう。顔の中心に目、鼻、口を引き寄せる
・ムフフフと、くちびるを内側に丸める
・オランウータン顔をしましょう。顔を上下に引き伸ばす
・パッと、大きく口を開く
・頬をふくらませたり、へこませたりする。片側ずつ、交互にやりましょう。

◎発語のリハビリ

言葉を話すことは高度な脳の機能です。使わないとどんどん脳が老化します。発語のリハビリとしては、次の方法が効果的です。

パタカラ体操

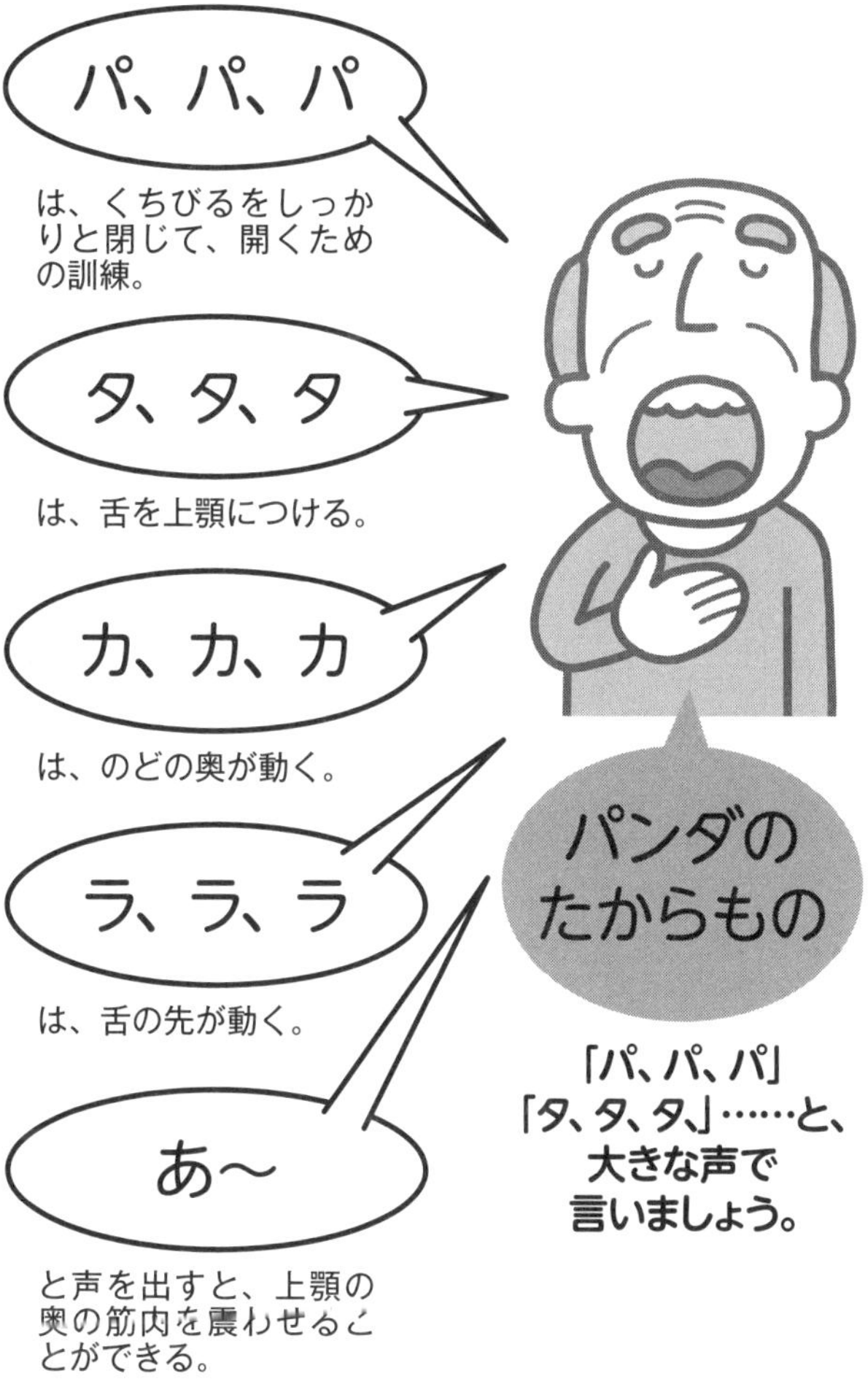
パ、パ、パ
は、くちびるをしっかりと閉じて、開くための訓練。
タ、タ、タ
は、舌を上顎につける。
カ、カ、カ
は、のどの奥が動く。
ラ、ラ、ラ
は、舌の先が動く。
あ～
と声を出すと、上顎の奥の筋肉を震わせることができる。
パンダのたからもの
「パ、パ、パ」「タ、タ、タ」……と、大きな声で言いましょう。

①音楽療法（カラオケも効果的）

話し言葉がなかなか出てこない人が、カラオケを流したらすらすら歌詞が出てきて自信がついたという例はたくさんあります。若いころから歌い慣れた歌がよいでしょう。

②「パタカラ体操」と「あいうべ体操」

舌の動きやくちびるの動きをよくするための発音訓練は、食べることと同時に言葉を話すことのトレーニングにもなります。109ページのイラストのように「パ、パ、パ」「タ、タ、タ」「カ、カ、カ」「ラ、ラ、ラ」「あ〜」と大きな声を出すことで、口の動きを滑らかにしましょう。

また「あいうべ体操」とは、口呼吸から鼻呼吸へと改善するためのトレーニングです。口呼吸の改善は、虫歯や歯周病の予防だけでなく、あらゆる病気の原因治療につながります。「あー」と口を大きく開く。「いー」と口を大きく横に広げる。「うー」と口を強く前に突き出す。「べー」と舌を突き出して下に伸ばす。この4つの動作を1日何回か、無理のない程度に行ってください。

◎口から食べるリハビリ

鼻などからチューブを通して、流動食をとっている人でも、「もう一度、自分の口から食べたい」と願っている人はきっとたくさんいるでしょう。

経管栄養を続けながら、口から食べる練習をすることはとても意味があります。

ただし、次の3つの条件を満たしていることが前提です。

1　意識レベルがしっかりしていること

2　口を閉じることができること。物を飲み込むときは、必ず口を閉じてゴックンするから

3　ゴックンしたとき、のどぼとけがしっかり上下に動くことを確認してください。女性でものどに軽く触れると、上下に動くかどうか、わかる

3つの条件がそろっていたら、《ゼラチンゼリーをひと口食べるリハビリ》を試しましょう。ただし、安全を確保するため、主治医の指示のもとで行いましょう。

お茶や水をゼラチンゼリーで固めたものから試します。ゼラチンゼリーは、むせやすい人でも飲み込みやすく、万一、気管に入ってしまっても、18度以上になると溶けるので安全です。

ゼラチンゼリーの濃度でちょうどよいのは1・6パーセント。スプーンですくったとき、プルプル震えるくらいの固さです。

最初はスプーン1、2杯から始めます。スプーンは平らな厚さのないものを使用しましょう。

試した後は、誤嚥性肺炎を起こしていないか、様子を見ることが大切です。ゼラチンゼリーを食べて24時間以内に熱が出たり、意識がボーッとした様子がなければ大丈夫です。

Part 4

口腔ケアのプロフェッショナル！訪問歯科診療の名医たち

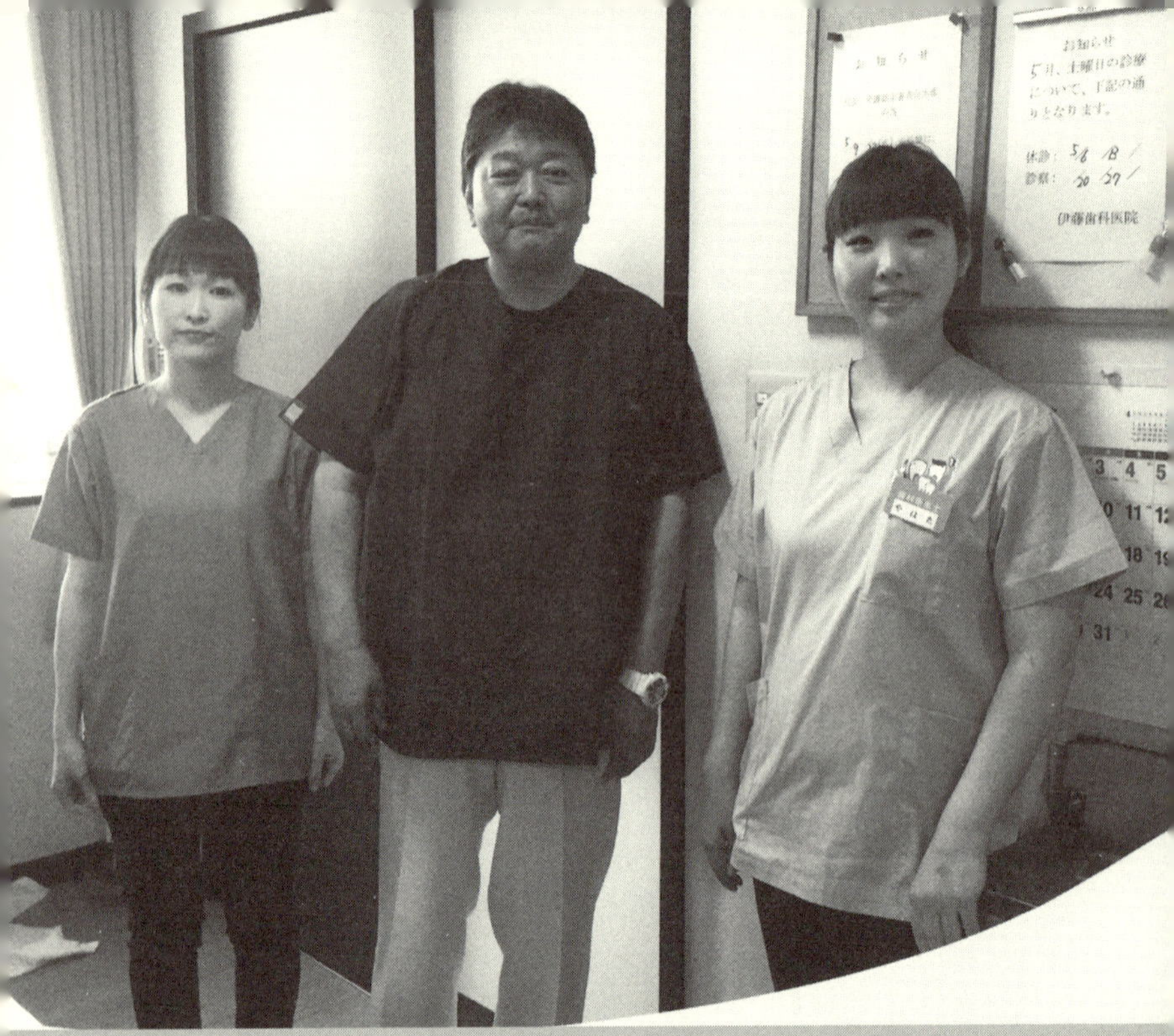

始めて5、6年のうちに訪問歯科が全体の6割を超えた。外来とほぼ同じ治療ができる。

伊藤英一　伊藤歯科医院院長

北海道
函館市

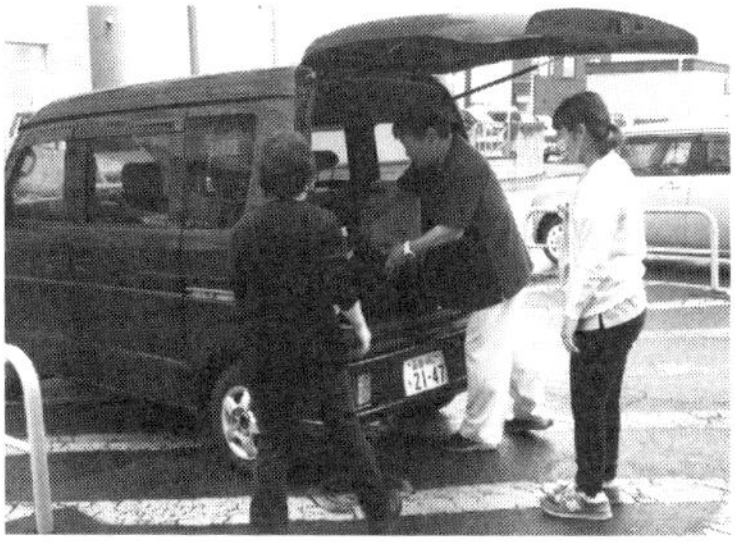

今では外来よりも訪問歯科診療の割合が多くなりました

午前も午後も訪問診療に出かける日もある

当院は、1996年に函館市内で開業し、22年目を迎えます。患者さんから「家に来て診療してくれませんか?」と相談されたのがきっかけで、訪問歯科診療を始めました。

まだ、5、6年前の話です。それでもいままでは、訪問歯科診療が全体の6割を少し超えていると思います。外来より割合が多くなっている。それほど、歯科治療や口腔ケアを必要としている寝たきりの高齢者の方々が多いということです。

曜日を決めているわけではありません。患者さんからの要望を受付の担当が整理して、外来と調整しています。最近は、午前も午後も訪問歯科診療という日があり、外来は午前と午後に、短い時間でできる患者さんだけ受け入れるような状況もあります。そこで昨春からは、大学の出張医を依頼して外来診療をお願いしています。

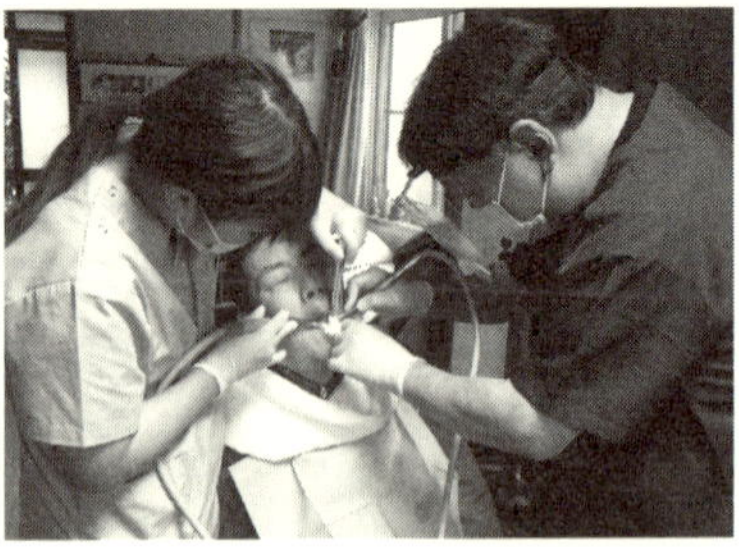

器具の発達で外来とほぼ同様の診療が可能となってきています

1ヵ所で10人の患者さんが待っている場所もある

訪問診療を始めたころは、居宅を一人ひとり訪ねることが多かったのですが、最近はグループホームやサービス付き高齢者住宅での診療が増えています。1ヵ所で多いときには10人くらいを診ることもあります。そうなると、午前中全部をそこで過ごす感じです。

そのような環境で暮らす高齢者の場合は、口腔内の状況が良好な方は少ないので、私が月に一度治療やケアをしたくらいでは、そのときは改善してもまた元に戻るという繰り返しです。そこで当初は、普段から介護している介護士さんが、口腔ケアの基本だけでもマスターして、毎日ケアしてくれたらいいのに、と思いました。

ところが、介護現場の実情を知れば知るほど、介護士さんの仕事の量が半端ではないほど多いので、介護士さんにそれを求めるのは申し訳ないなと、いまは感じています。

解決法としては、私の方がスタッフを増やし、私が月に一度訪問し、歯科衛生士が毎週訪問する体制がまずは理想だと思います。歯科衛生の訪問ケアは、1回わずか数百円程度ですから、患者さんの負担もそれほどではありません。

全身疾患を持つ患者さんの抜歯は慎重を期す

いまのところ訪問歯科診療では、義歯関係とスケーリング、歯垢や歯石の除去などの口腔ケアで約8割を占めます。その中にむし歯や歯周病の治療なども含まれます。

難しいのは、歯を抜かなければならない患者さんの場合です。寝たきりの患者さんは、口腔内が汚れている上に、全身疾患を持っているので、歯を抜くことが命取りになる可能性があります。主治医と相談の上で、慎重に対応しなければなりません。抜歯の後、血が止まらないことも心配です。それ以上に、骨粗鬆症になって、骨が壊死するのが怖いのです。問診で、いつもどんな薬をのんでいるかも確かめる必要があります。

私は、介護者と相談した上で、病院歯科に1泊2日で入院して抜歯することを勧めます。抜くことがすごく難しいわけではありませんが、その方が、抜いた後に何か問題があった場合の対処もできますから、念のため1泊だけ入院すれば安心です。

技術の進歩で機材が充実、外来とほぼ同じ治療に

歯科医の中には、いまも訪問歯科診療に二の足を踏んでいる人がいます。その歯科医は多くが、「訪問先では外来でやっている通常の治療ができないだろうから、大丈夫なのか？」という不安を感じているのだと思います。私も最初はそうでした。ところが、技術の進歩のおかげで、専用ポータブルユニットを使えば、外来に近い診療が普通にできます。経験を重ねたこともあるでしょうが、私には

訪問診療だからといった
不安はありません

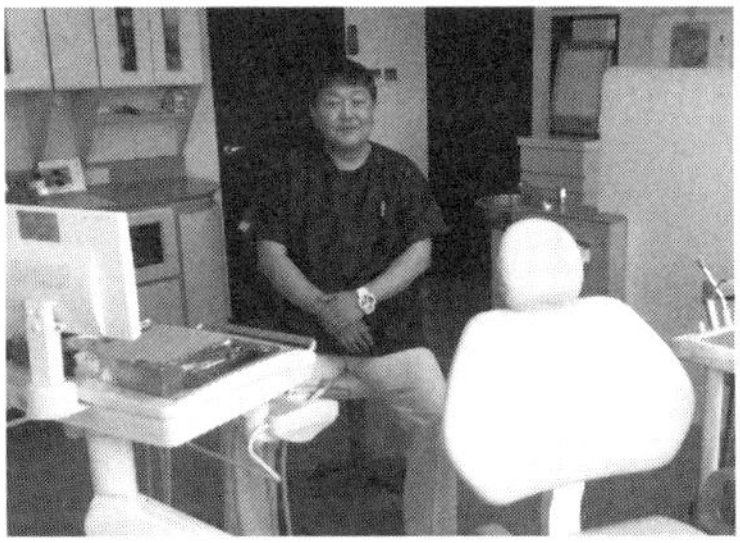

訪問診療だからといった不安はほとんどありません。

認知症の患者さんともコミュニケーションを取る

認知症の患者さんとは、確かにコミュニケーションの取り方で苦労する場合があります。同じ話を何度もする認知症の方なら、話に相槌を打てばいいので、それほどでもありません。拒否がすごくてお口を開けてもらえない場合は、介護士さんに手や頭を押さえてもらいます。歯科衛生士も2人連れて行きます。お口は開口器を使って開けたら、口腔ケアまでは何とかできます。

介護の現場は今後、介護ロボットの導入で激変する可能性があると思います。いずれにせよ、介護現場は本当に重労働で、腰を痛めるなど大変です。労働環境の改善、報酬増をなんとか実現してほしいと願っています。

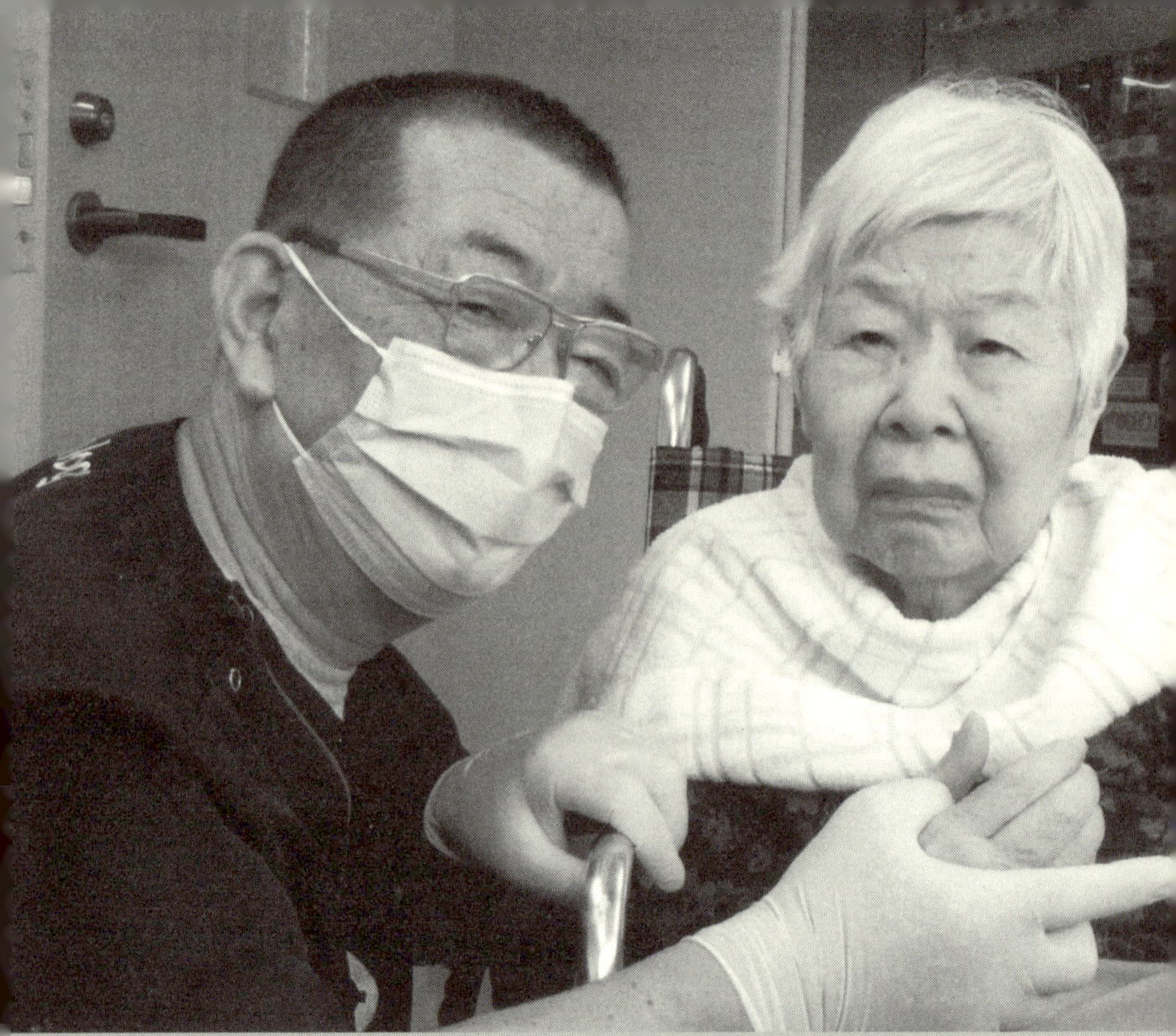

日本訪問歯科協会の立ち上げメンバー。
15名だった仲間がいまは1200人以上に。
それでもまだ全然足りない。

守口憲三　守口歯科クリニック院長

岩手県

盛岡市

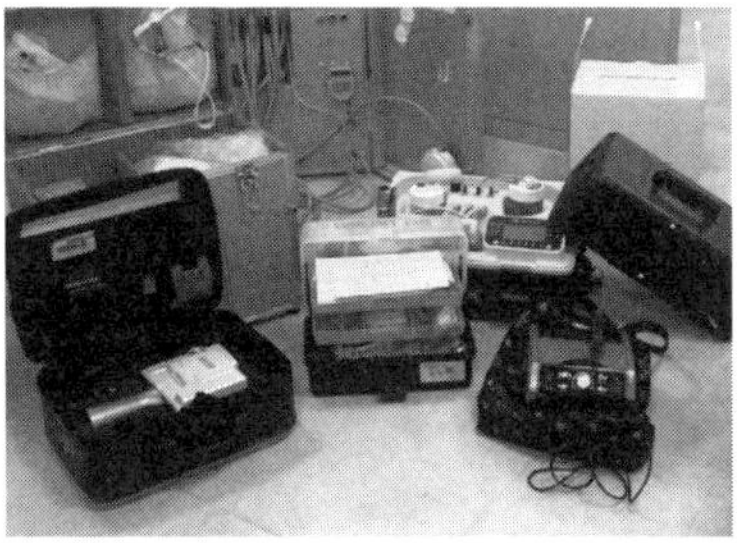

訪問時に必要な装備。救急セットも携行します

いまから35年前、日本で最初に訪問歯科診療を始めた

いまから35～36年前。開業して2、3年経ったころ、それまで通院していた患者さんが入院先から連絡をくれて、「歯が痛くてたまらない、診察に来てくれませんか」と頼まれました。そのころは、訪問診療専門の機械も何もありませんでした。なんとかできる範囲で治療をしました。それが、私が訪問歯科診療を始めるきっかけでした。

当時はまだ誰も本格的にはやっていませんでしたから、すべてが試行錯誤でした。保険点数も、最初は医科の往診点数を準用しました。歯科医師会も厚生省（当時）も〈歯科医の往診〉については理解が浅く、制度として認めてもらうのにずいぶん苦労しました。私は、日本訪問歯科協会を立ち上げたメンバーのひとりです。わずか16年前の出来事ですが、いまは隔世の感があります。

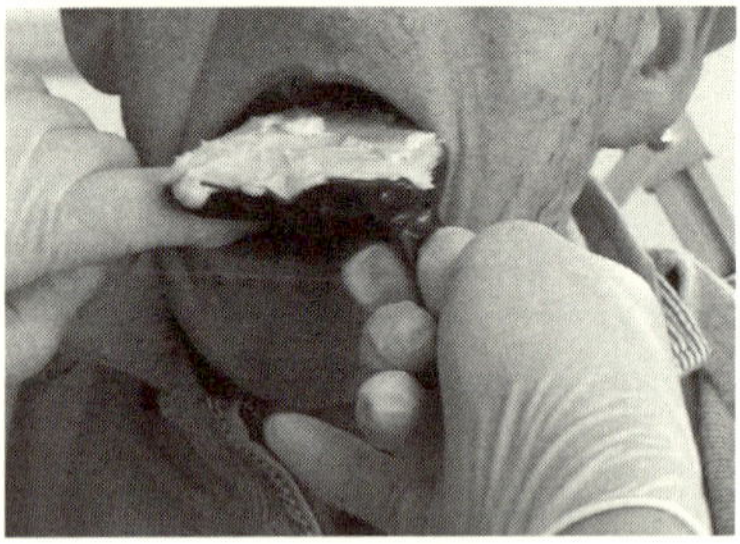

認知症の患者さんの義歯作製をしているところです

発足当時、訪問歯科診療に取り組んでいた会員は全国でも15名くらい。いまは1200名を超えました。それでも足りません。外来患者は1000万人と言われていますが、訪問歯科診療を待っている患者さんはそれを上回る1300万人とも言われているのですから。本当は開業歯科医全員が訪問歯科診療をやらなければ、間に合わないぐらいです。

訪問すると、外来より何十倍も感謝度が高い

外来の患者さん以上に、訪問歯科診療を待っている患者さんは本当に困っています。

食べられないと、死に至ります。それだけに、ものすごく感謝されます。外来で治療したときの何十倍も喜んでもらえます。「治療に来てくれた！」という感激に触れると、こちらも自分の仕事に対する強い喜びを感じます。

私が訪問歯科診療を通じて感じることは、多くの患者さんは「自分も寝たきりになるのではないか」と不安になっている、という現実です。

訪問歯科を長年やって「障害は内在する」と感じました。障害は誰の中にも内在している、いつその立場になるかはわかりません。ピンピンコロリで死ねる人は少ない。60代、70代になれば、心臓疾患や脳梗塞などの病気になる可能性は高くなります。それだけに、訪問歯科診療の現場をさらに充実させる必要を感じます。

96歳まで生きた母親を介護し、口腔ケアをしてあげた

私は三男ですが、10年以上前に母親を引き取りました。母にはできる限り自分の口から食べさせてあげられるよう、週に一度は口腔ケアをし、義歯を入れてあげました。その甲斐あって、ずっと自分で食べることができました。

96歳で亡くなる前、とうとう自分では食べられなくなり、点滴を嫌った母は静かな死を迎えました。やすらかな死顔でした。そして義歯を入れて化粧をしてあげました。

世界の多くの国が高齢化に向かい、日本を手本にしている

歯科医は、いままでの外来診療だけにとどまるべきではありません。困っている人に向かうべきです。クリニックで待っているのでなく、自分から出て行く。困っている患者さん、訪問してくれる歯科医を待つ患者さんがたくさんいるのですから。

いま、日本だけでなく、世界中が高齢化に向かっています。台湾、中国、韓国、アメリカなどがいずれも高齢化社会の問題をどう解決するかを模索しています。日本がその先陣を切り、訪問歯科診療の手本を構築することを期待されています。

私はしばしばアメリカに行き、訪問歯科診療について指導・発信

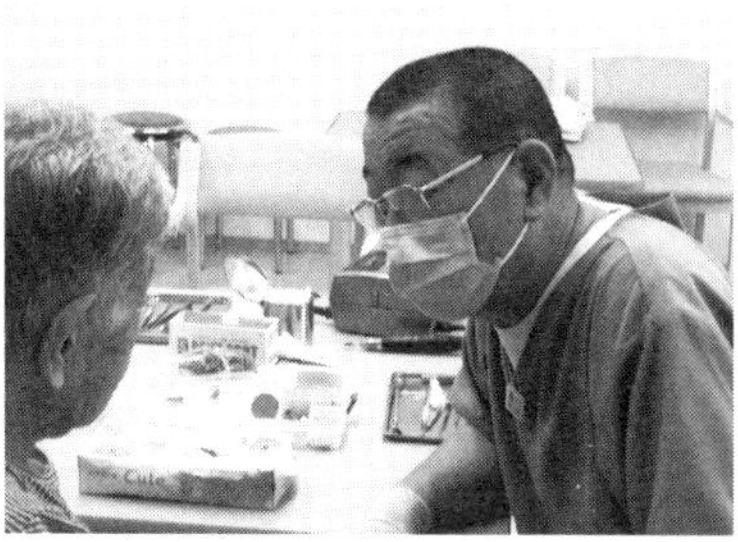
使っている義歯の不具合を確認しているところです

しています。ほかにも、中国、フランス、台湾にも呼ばれて行きました。日本の訪問歯科診療は、世界に冠たる手本になる可能性を秘めています。ＡＤＡ（アメリカ歯科医師会）１４０代会長のユージン・セキグチは、訪問歯科は日本が一番進んでいると言いました。

キュアだけで終わらない。口腔ケア、口腔リハがいっそう重要

今後、訪問歯科診療ではいっそうキュア（治療）だけでなく、ケア、リハが重要になります。キュアだけで終わると、元の木阿弥になります。口腔ケアで口腔内を刺激して、〈食べられるお口〉にしなければなりません。

キュアだけではそれはできません。継続して、口腔ケア、口腔リハを行う習慣をつけていくことが大切です。きれいで気持ちのいいお口、それが誤嚥性肺炎を防ぎ、そしておいしく食べられるお口になり、生きがいとなるのです。

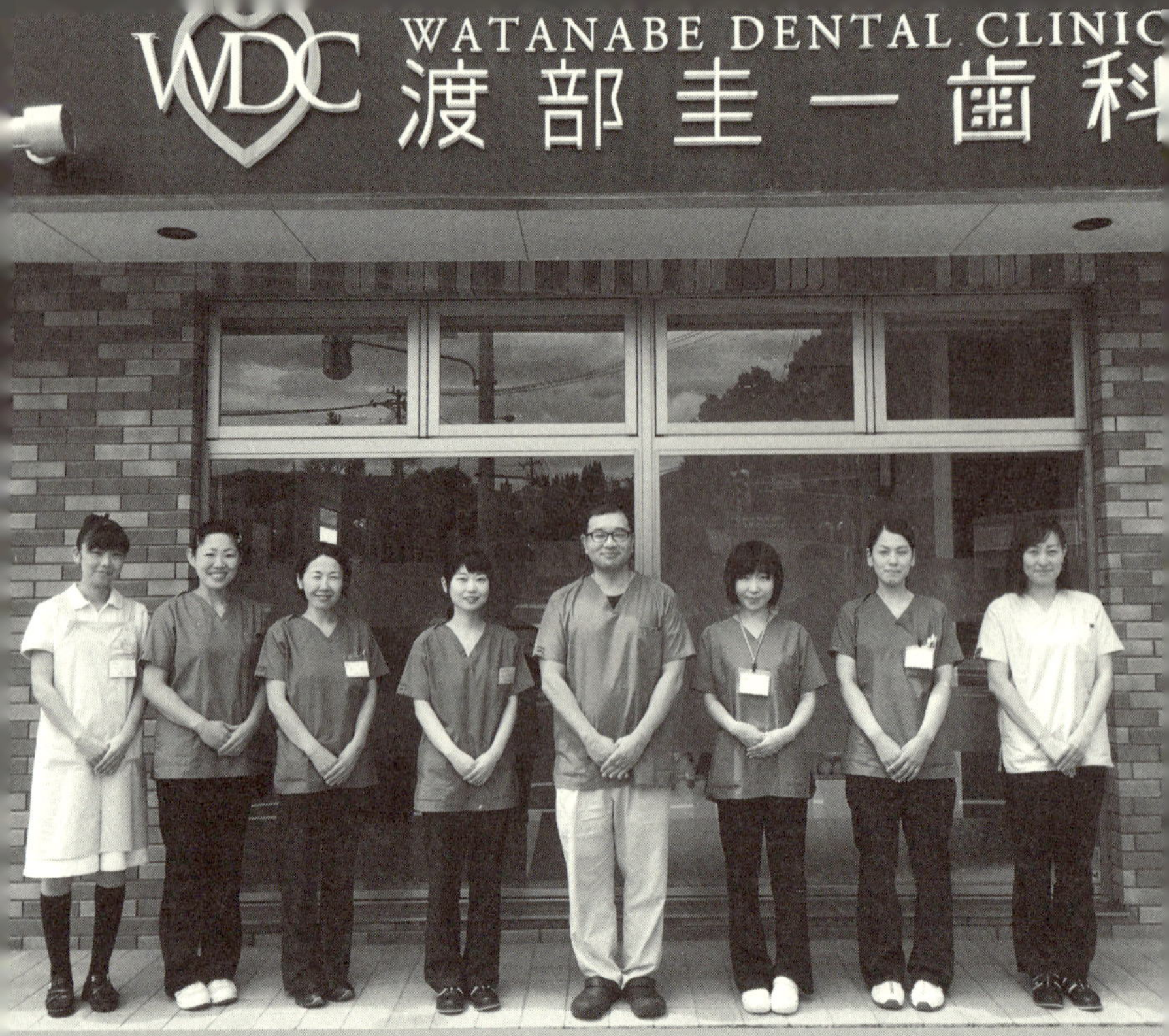

患者さんだけでなく、介護する人の心のケアも
自宅を訪ねる歯科医の務めだと思います。
訪問歯科診療は、〈人助けのできる仕事〉です。

渡部圭一 渡部圭一歯科院長

福島県

会津若松市

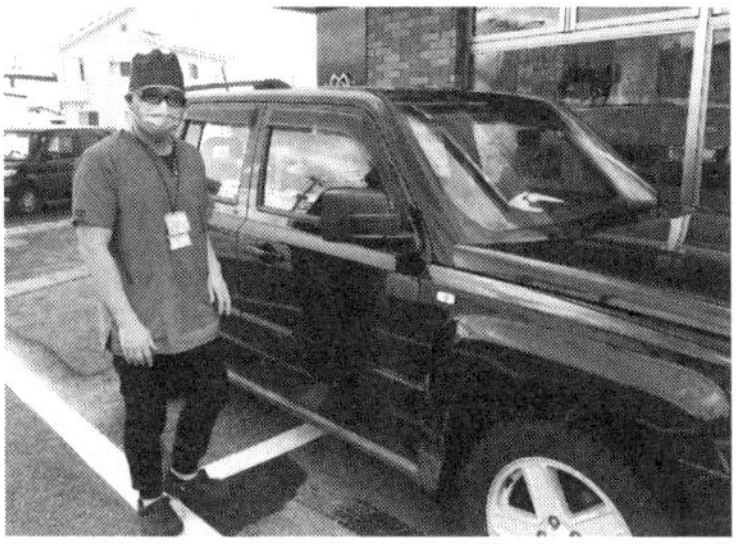

訪問歯科診療を始めるきっかけは、東日本大震災でした

東日本大震災をきっかけに訪問歯科診療を始めた

訪問歯科診療に携わるきっかけは、東日本大震災でした。

私が医院を開いている会津若松市は、福島第一原子力発電所の事故が起こった大熊町の方々の受け入れ先で、多くの方々が引っ越して来られました。

歯科医師会の要請を受けて、大熊町のグループホームから抜歯や義歯の修理の依頼がありました。

被災者の中には、自宅に義歯を置いてきてしまい、手元にない人もいました。

そのうちに、施設に避難している人たちや仮設住宅に住んでおられる方々からも要望があり、訪ねるようになりました。これが、訪問歯科診療を本格的に始めるきっかけとなりました。

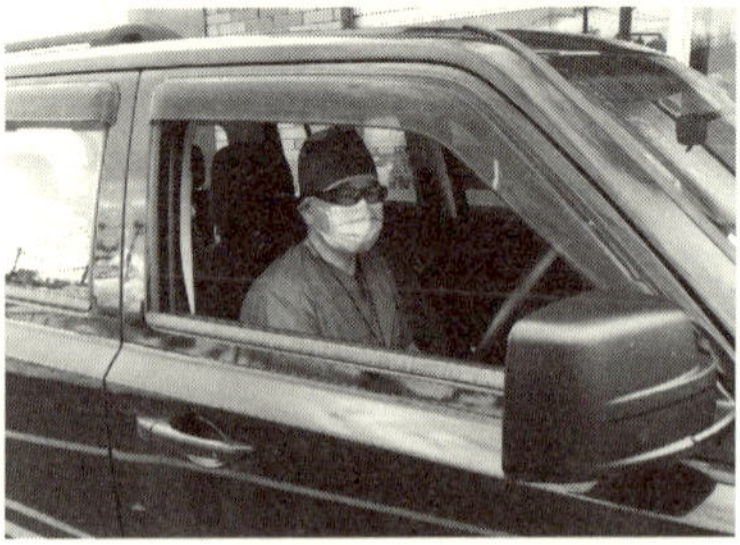

患者さんからは、通常の外来よりも深く感謝されるような気がします

訪問歯科診療は患者さんの感謝の度合いが深い

私が避難先を訪ねると、ある年配の方から、

「患者が歯医者さんに行くものだと思っていた。まさか先生が来て治療してくれるなんて、考えたこともなかった。本当にありがとうございます」

と、深々と感謝の言葉をいただいたことがあります。

訪問診療は、通常の外来治療より、患者さんから深く感謝されることが多いのは確かです。

印象に残っている出来事があります。

やはり東日本大震災で大熊町から避難して来た患者さんの治療をしていたときのことです。

抜歯と義歯の修理で、私にとってはそれほど難しい治療ではないため、治療の苦労はそれほどありませんでした。その患者さんが、治療中にふと遠くを見つめてつぶやいたのです。

「もう、生きているうちには大熊町には帰れない」と。

私は、かけてあげる言葉がみつかりませんでした。

治療とは直接関係ありませんが、歯科医は、そのように心を傷めた患者さんの心の声に触れる存在でもある……。改めて、〈真摯に訪問診療に取り組まなくては〉と心に誓いました。

〈人助けのできる仕事〉に就きたくて歯科医になった

私は、幼いころから「人助けができる仕事に就きたい」と思い、歯科医を志しました。地元の偉人・野口英世を尊敬しています。

国境を越えて多くの人を助けたいという思いから、「TOOTH FAIRY（歯の妖精）プロジェクトにも参加しています。これは日本歯科医師会と日本財団が協力して行っているもので、〈歯科治療で役目を終えた金やパラジウムなどを含んだ金属をたくさん集めてリサイクルすることで、子どもたちを支援する大切な資金にする〉という活動です。歯科医だからこそ、できる活動です。

故郷・会津若松に戻って開業したのは、母親の病気になった時期です。残念ながら、開業してまもなく母は亡くなってしまったため、口腔ケアをしてあげられませんでした。

いまはその分、訪問診療で多くの年配の方々の口腔ケアと治療をしたいと、取り組んでいます。毎週木曜と土曜の午後、外来診療をお休みして、訪問歯科診療にあてています。

きちんと嚥下できる人は、齲蝕《うしょく》治療や義歯の調整・新製で対応できますが、認知症が進んでいる方、摂食・嚥下機能に問題のある方は、まず口腔の環境を整え、嚥下障害や咀嚼機能を改善しなければなりません。

患者さんの状況によって、何を重視していくかを常に考えています。また、訪問診療では、できるだけ患者さんにストレスを与えない、〈ケア、リハ、治療〉を目指しています。

今後ますます訪問歯科診療の需要が高まってくると思います

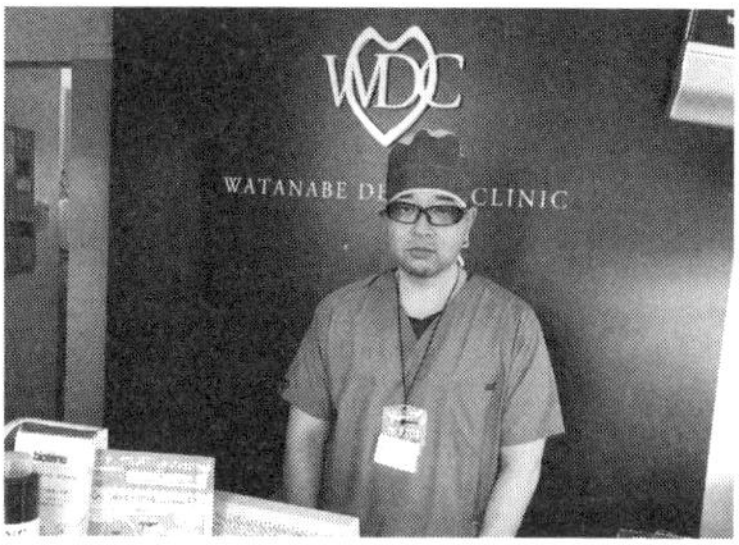

これからは、訪問歯科診療専門の歯科もできるだろう

今後は、どこの歯科医院でも訪問歯科診療を採り入れていくと思います。また、訪問診療専門の歯科医院も多くできるでしょう。国が保険の改定ごとに、訪問歯科への点数をアップしている、それが続いていることも後押ししていると思います。

子どもはフッ化物塗布や予防が中心、大人も齲蝕が少なくなっていくので、予防を中心に、キュアよりケアになっていくはずです。高齢者の方々の人口増加に伴って、通院ができなくなる方も増えていくでしょう。従って、訪問歯科診療の利用がますます多くなると思います。

介護の分野がどう変わっていくか、私には予測できませんが、ひとつ言えることは、〈日本の介護モデル〉が、良くも悪くも〈世界の介護モデル〉の手本になるのではないかと感じています。

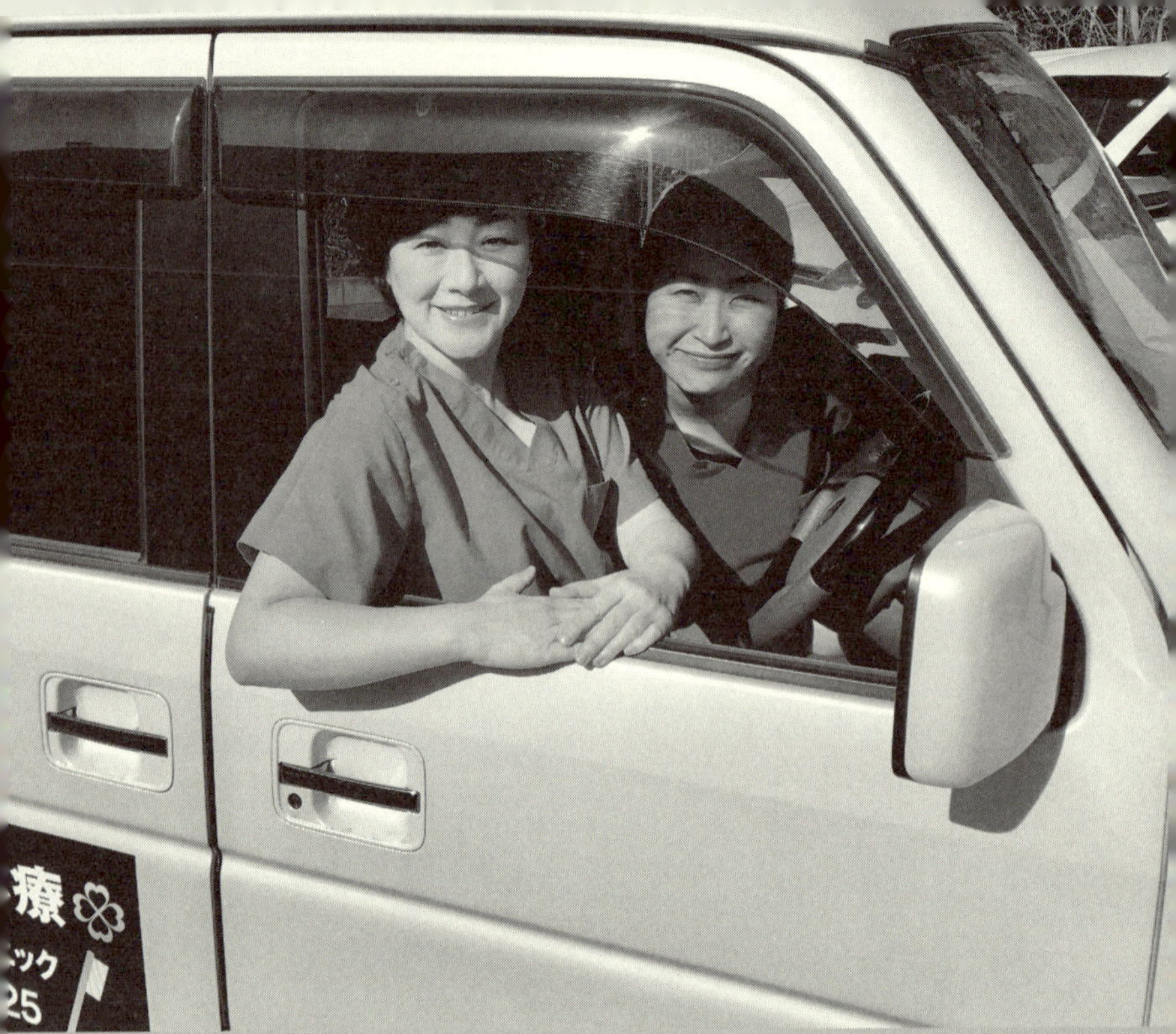

最後まで口から食べる喜びを感じ、
価値ある最期へ向かうための手助けを。
歯科医療はさらに治療から予防へ。

中井巳智代　なかい歯科クリニック院長

茨城県
猿島郡
境町

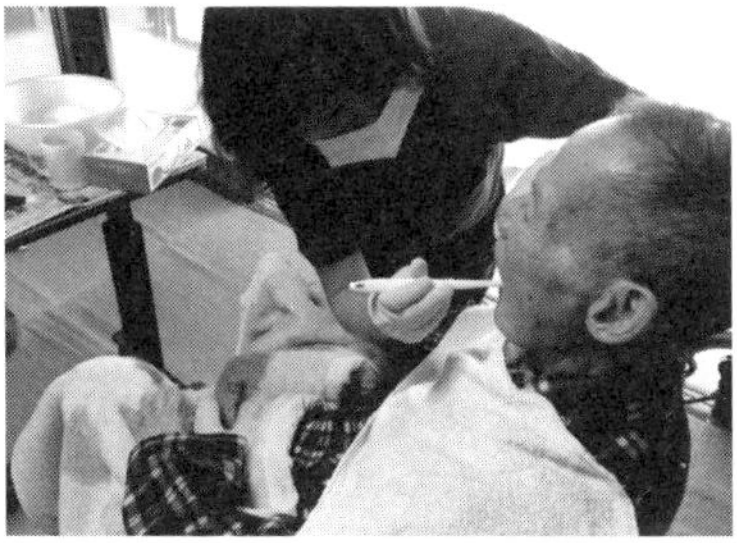

通院が困難となる方が増えてきています。訪問歯科診療の必要性を感じます

地域の高齢者に「死ぬまで口から食べる喜び」を提供したい

開業から20年が経過し、いつも通院していた患者さんの中に、外来への通院が困難になる方が増えて来ました。

インプラントのメンテナンスや、歯周病治療の長期経過の方々のターミナル期まで、責任を持って拝診したいと考えて、訪問歯科診療を始めました。

加えて、地域の高齢者の方々に「死ぬまで口から食べる喜びを感じていただきたい」という願いもあります。

当初は後退的だと感じていた高齢者の方々が、口腔ケアや義歯の装着、口腔リハによって健康と身体的機能を回復され、情動的にプラスの変化が見られたときには、訪問歯科診療の喜びとやりがいを感じます。

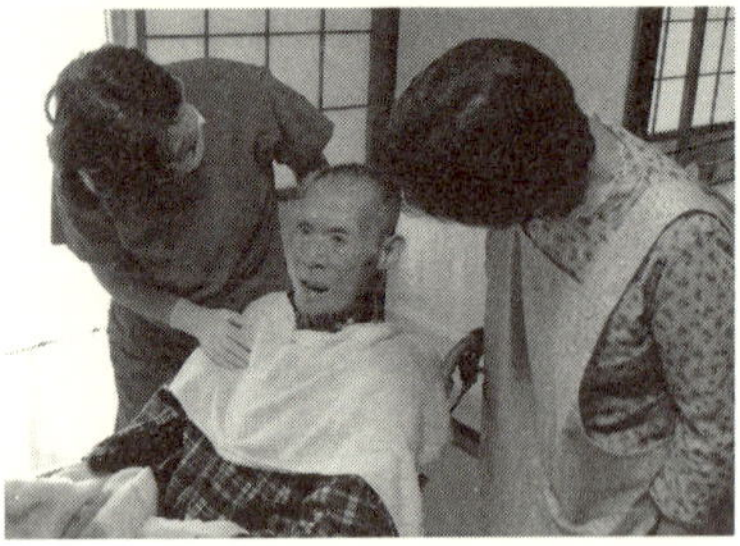

高齢者のQOL維持のためにも
訪問歯科診療は欠かせません

がんと脳梗塞を併発してなお、口腔ケアを続けている

外来で長く通院してくださっていた患者さんの中に、下顎歯肉がんと舌がんを発症し、舌体の半分と、下顎骨体切除の手術をされた方がいました。

療養中に脳梗塞も併発され、右半身に麻痺が残りました。嚥下障害、咀嚼障害が明らかでしたが、ご本人の〈口から食べることへの意欲〉と前向きな性格のおかげで、幾度かの難局を乗り越え、口腔ケア、口腔リハを実によくがんばられました。

奥様（介護者）の手厚い介護もあって、医師に告げられた余命をはるかに超え、現在も元気で口腔ケアを継続されています。この患者さんとの経験は、これまでの訪問診療の中でも印象深く刻まれています。

87歳の父と79歳の母の介護の真っ只中

訪問歯科においては、〈ケア、リハ、治療〉の中で、ケアを最も重視しています。もちろん、緊急時の治療も優先順位として高いのですが、ケアの継続によって有病者の身体の回復や誤嚥性肺炎の予防が可能になる場合は多いと感じます。それを基本として、感染を可及的に取り除いたお口の中のリハが大切だと考えています。

私自身は、祖父と祖母を送ったときの体験があります。

祖母は、上下総義歯でしたが、晩年はほとんど義歯を入れず、〈食〉に満足することなく、数年の寝たきり状態の後に亡くなりました。

祖父は、80歳で15本は自分の歯でした。部分義歯をうまく使い、口腔ケアも怠りなく、健康状態も良好なまま、まさにピンピンコロリと逝ってしまいました。

現在は、87歳の父と、79歳の母の介護の真っ只中にいます。

父は80歳の時に25本、自分の歯を残していましたから、8025達成者です（8020運動＝1989年より厚生省（当時）と日本歯科医師会が推進している「80歳になっても20本の自分の歯を保とう」という運動）。セルフケア、プロケアとも怠りません。固いものもよく食べ、アクティブな日々を過ごしています。母は残存歯3本。要介護5の状態で、施設に入所しています。何とか最後まで口から食べることを続けたいと、現在、ケア、リハをがんばっています。

訪問歯科のケアとリハで、最後まで口から食べる喜びを

父母の体験を通して、残存歯数が多く、何でも美味しく食べられることは高齢者のQOL（生活の質）を向上させ、健康で幸せなターミナル期へと向かうことができるのは事実だと感じる一方、予防の意識が高くなってきた日本において、今後8020達成者はさらに増えていくことが予測され、より在宅での口腔ケアの必要性が生

介護をする方の負担を取り除くという意義も訪問歯科診療にはあると思います

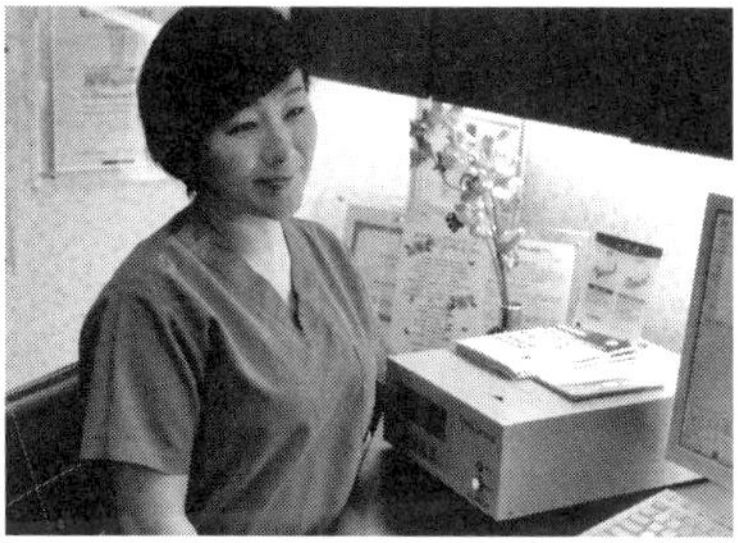

じてくると考えます。

最後まで口から食べる喜びを感じ、価値ある最期へと向かうための手助けをできるのは、訪問によるケアやリハを継続することだと思います。歯科衛生士の任務は非常に重大だと考えます。

歯科治療が、〈疾病に対する治療〉から〈発症前のリスク評価〉と〈リスクコントロールを徹底する予防〉の時代へ変遷を遂げたのは歴然としています。今後は、第二次、第三次的な予防の時代にさらに移り、機能回復、リハビリテーションの考え方をベースにした歯科臨床であるべきだと考えます。高齢者のケア、在宅でのケアが徹底できることで、価値ある最期へと導ける歯科でありたいです。

介護の現場では、働く方々のご苦労や重責、労働環境の厳しさを目の当たりにしています。その方々に口腔ケアの責任を負っていただくことに甚だ心苦しい気持ちでいっぱいになります。我々歯科からもっと支援・介入できることで、その方々の負担を取り除けたらいいなと考えています。

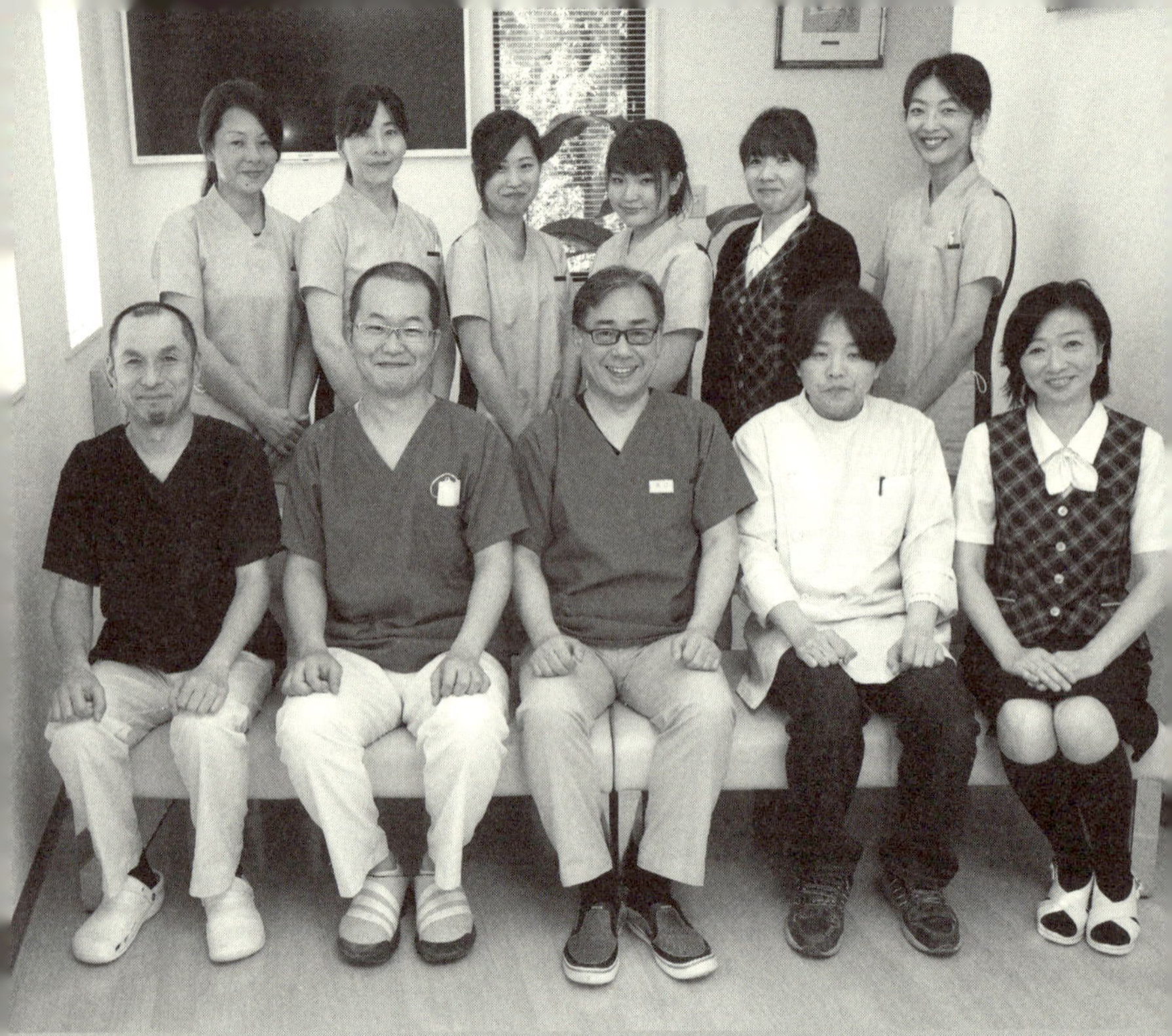

命にも直接関わる訪問歯科医療。
最新の医療が最善の医療とは限らない。
歯科医療は治療から予防へと向かう。

渡辺純一

渡辺歯科クリニック院長

栃木県

那須塩原市

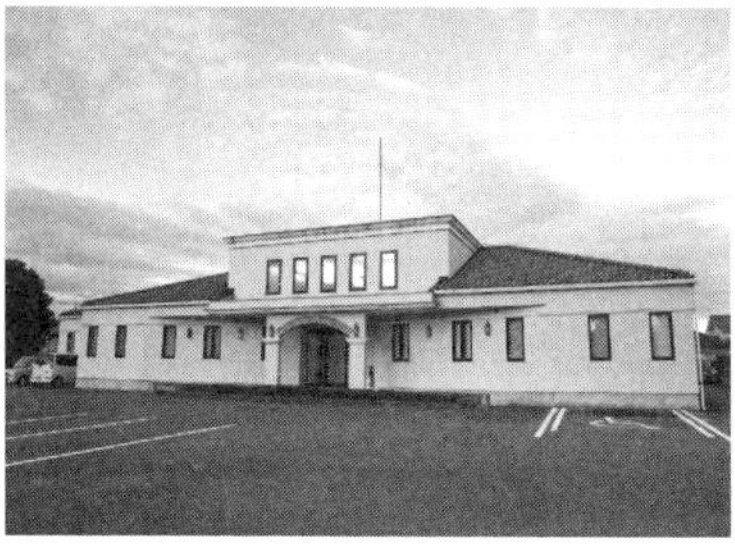

地域密着の歯科医院として訪問診療にも力を注いでいます

最初の訪問診療の後、二度目に行くとお葬式だった……

私は大学を卒業後、岩手県盛岡市の守口歯科医院に勤務しました。大学の先輩である守口憲三先生は、日本訪問歯科協会の立ち上げにも参加された、日本の訪問歯科診療のパイオニアのおひとりです。勤務医だった私も当然、訪問診療を担当しました。

訪問診療に行くと、治療が終わったとき患者さんから、「本当にありがとう」と必ず言われます。「わざわざ来てくれて、ありがとう」と。心からお礼を言ってもらえるのは、やはりうれしいですし、やりがいを感じます。

いまは那須塩原市で開業していますが、この地域ではいまだに訪問歯科診療をやっている歯科医は少ないのが実情です。それだけに、使命感を感じて取り組んでいますが、マンパワー不足も否めません。

訪問診療を経験すると、悔しさ、無念さを感じることもしばしば

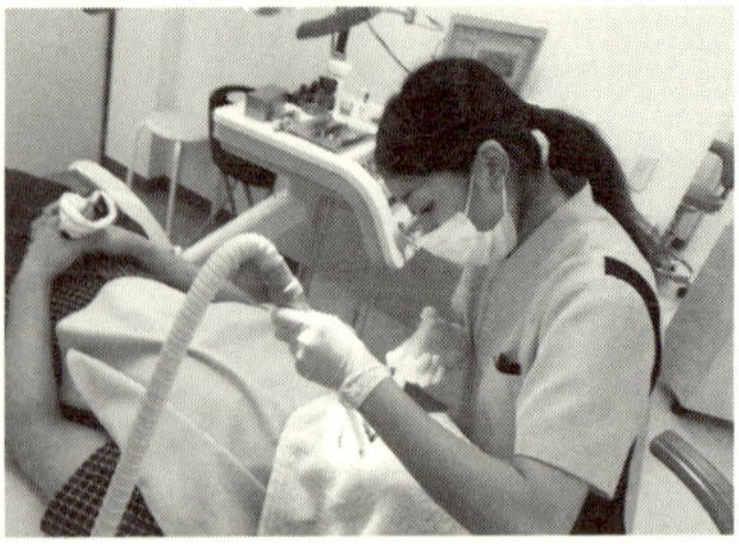

患者様一人ひとりに安全で質の高い治療をご提供できる体制を整えています

あります。

90歳の患者さんの診療では、初診で行って、次に訪ねたときにはお葬式だったという経験があります。

「もっと早く診療に行ってあげればよかった……」と悔やんでも仕方ありません。

治療計画を立てて、義歯を作る準備をしている途中でご家族から、「先生……、おばあちゃん亡くなっちゃった」と、連絡が来たこともあります。外来の歯科医療では、命の終わりと直接関わることは多くありません。けれど、訪問歯科診療の現場では、常に死と直面しています。口腔ケアや歯の治療が命に関わる場合が少なくないのです。

患者さんの健康状態によっては、あまりのんびりしていられない場合もあります。緊急性があると感じたら、早く治療を進めなければなりません。

最新の医療が、最善の医療とは限らない

私の母親は、認知症を患った末に亡くなりました。入れ歯を作ってあげましたが、認知症になってからは大変でした。意思の疎通がなかなかできず、「口を開けて」と言っても応じてくれません。もっと軽いうちに作ってあげればよかったと、後悔しました。その経験がありますので、訪問診療では早めの対応を心がけています。

今後、訪問歯科医療は必然的に増えていきます。歯医者は全員、率先して訪問診療に行く体制を作る必要があると思います。これは、人口動態を考えれば、一番重要視されるべき対策です。

いまはインプラントが盛んに利用されていますが、最新の医療は最善の医療ではない可能性があります。インプラントの歴史はまだ100年経っていません。せいぜい50年です。認知症になったら、

インプラントのメンテナンスはどうするのか？　老後を見据えた展望が必要です。認知症になっても、自分で手入れができないと、インプラントは負の遺産になってしまいます。

耐えられない臭いが充満する介護現場での厳しい仕事

訪問歯科診療は決して清潔な環境での仕事ではありません。介護の現場は、オムツや口臭などの臭いが漂っています。

保険点数は高いけれど、やればやったで耐えきれない場面もあります。こんな仕事は嫌だといって、やらない歯科医もいます。実際、私の医院でも、訪問診療に同行してもらった看護師さんが、「この臭いに耐えられません」と言って、やめた例があります。仕事であると同時に、強いボランティア精神、そして使命感がないと続きません。

実際、取り組んでみると大変な仕事です。

歯科医は率先して訪問診療に行く体制を作る必要があると思います

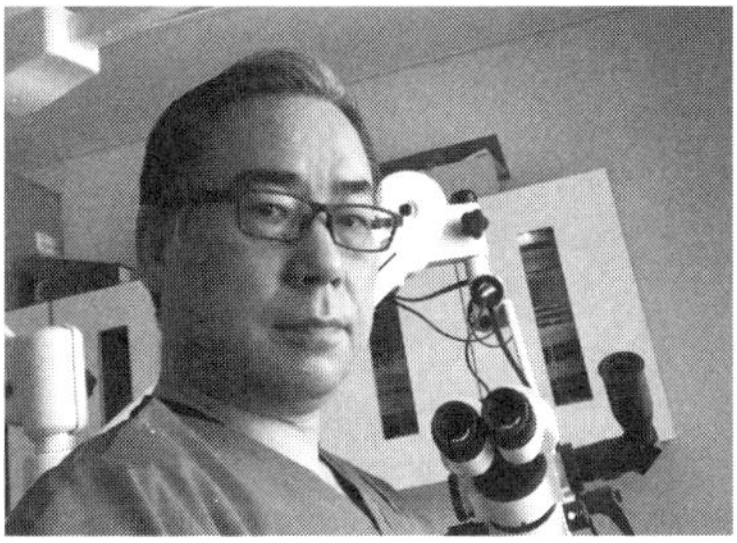

治療用の椅子もないところでやるのですから、無理な姿勢を取らざるをえない場合もあります。体力も必要です。

介護の現場を知ると、介護に従事する人たちの待遇があまりにも低いことに驚きます。せめてあと50パーセントは報酬を上げないと人が集まらないでしょう。

今後は日本の歯科医療も予防の時代へ向かう法整備が必要

日本の歯科医療も、北欧が率先している予防型に向かうべきだと考えています。フィンランドでは、むし歯のない人が95パーセントを占めています。母親が妊娠した時点から対策を始め、幼少時からキシリトールなどで予防を徹底しているからです。

日本では、予防的な治療に対して保険が認められていません。この点は近い将来、ぜひ改定してもらいたい課題です。

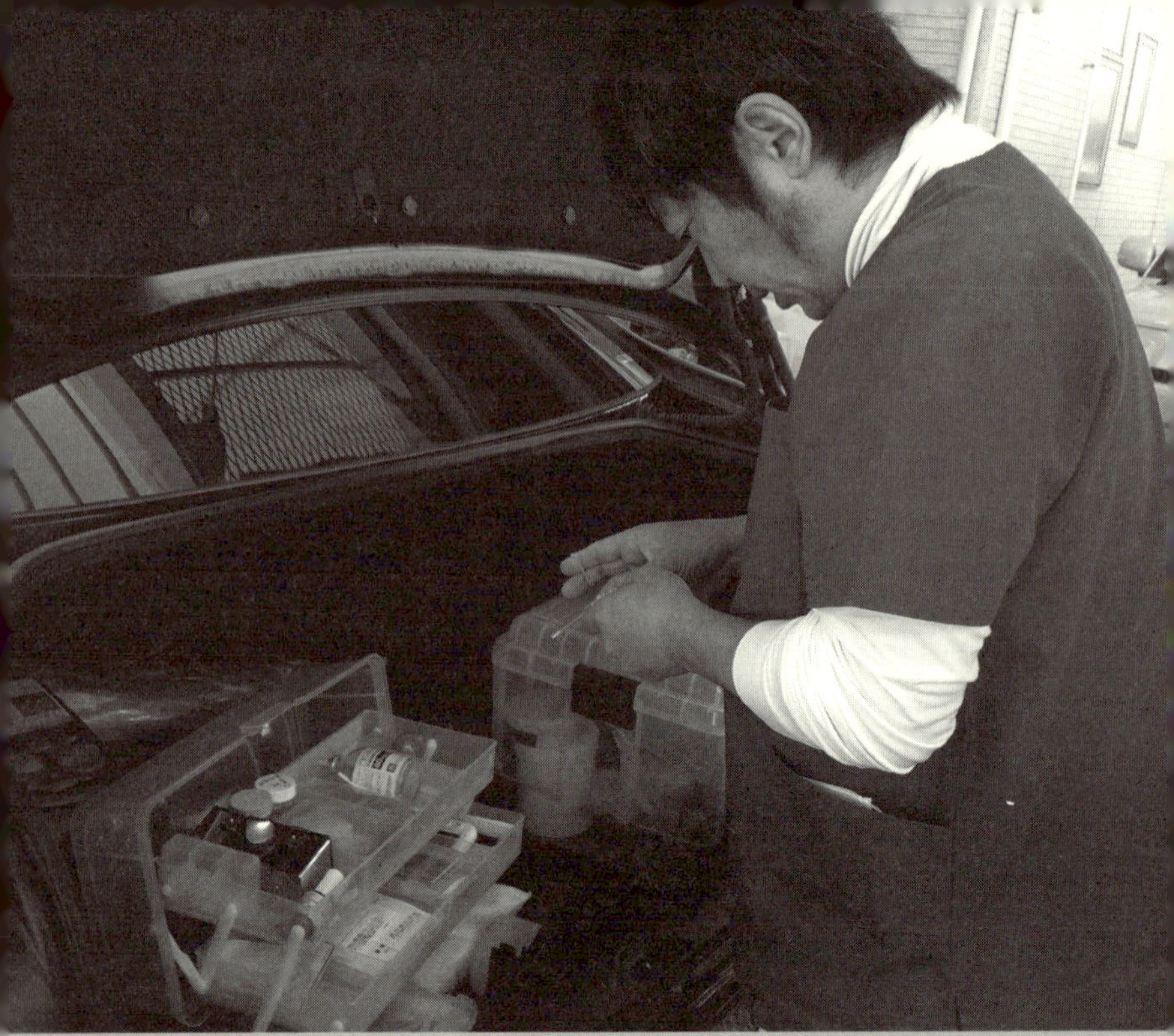

歯科医、歯科衛生士ともに
介護支援専門員の
資格を取得しています。

冨所武宣 冨所歯科医院院長

群馬県

高崎市

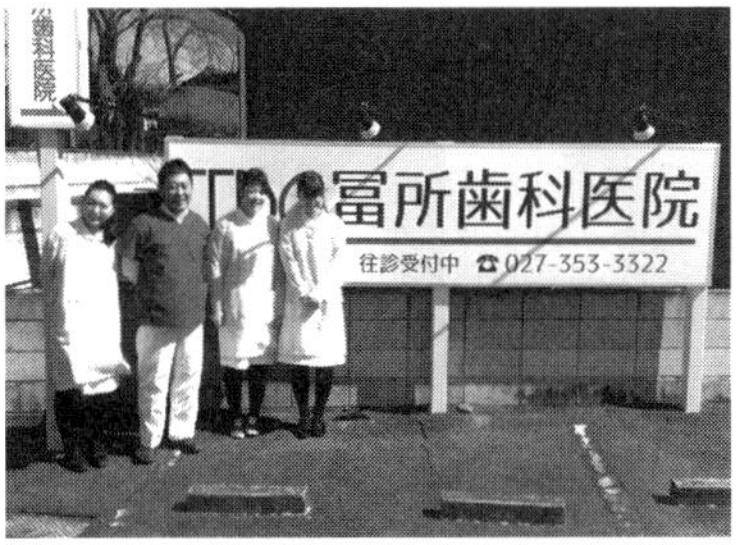

訪問歯科診療を始めた1992年以来、依頼が途切れたことはありません

初めて相談を受けて以来、訪問診療の依頼は途切れない

外来で診療していた患者さんから、
「入院している妻を診察してもらえないか」
と、相談されたことが、訪問歯科診療を始めるきっかけでした。1992年1月のことです。それ以来、訪問診療の依頼が途切れたことがありません。訪問歯科診療に行くと、何より患者さんからの感謝が大きいので、やりがいを感じます。

人口の4分の1が65歳以上で、超高齢社会をすでに迎えた日本では、高齢者の豊かな暮らしをどうサポートするかが大変重要になっています。

それに伴って、介護保険などの社会的制度が整備されて来ていますが、意外に見逃されているのが歯の健康です。特に寝たきりなどで通院が困難な状態になると、歯の健康がおざなりになるケースが

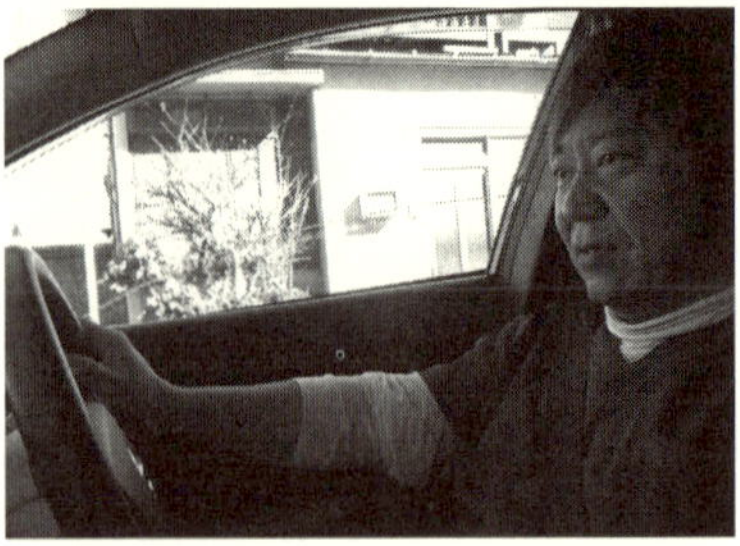

訪問歯科診療を通して、生涯にわたって歯の健康を支援したいですね

多いようです。

歯の健康を維持することは、「クオリティーオブライフ」の考え方において非常に重要なテーマです。

よく噛んで食べると唾液の分泌が盛んになり、食べ物の消化を助けてくれるほか、唾液の中には老化を防止するホルモンが含まれていると言われています。美味しく食べたり楽しく話したりすることは、体や心の健康維持につながるわけです。

また、口の中は温度や湿度等、細菌が繁殖するには絶好の環境です。不衛生にすると、肺炎等、生命に関わる病気を誘発することにもなりかねません。入れ歯の不具合や歯周病を老化の現われと考えて、放置せず、定期的に検診し、早期にケアすることが大切です。

当院では、そうした高齢者の状況を憂慮して、生涯にわたって歯の健康をケアできる体制づくりをしています。いつまでも美味しく食べられる暮らしを支援したいと考えています。

歯科医も歯科衛生士も、介護支援専門員の資格を取得

歯科訪問診療では、患者さんが寝たきりなど、健康状態に問題を抱えているため、介護の知識も不可欠です。

当院では、お伺いする歯科医、歯科衛生士ともに介護支援専門員の資格を取得しています。介護のスペシャリストとして、患者さん一人ひとりの健康状態に合わせた、きめ細かな治療やアフターフォローを行うことで、歯の健康を生涯にわたってケアしています。

治療には最新の訪問診療用ポータブルユニットをはじめ万全の機材を持って伺います。

歯科訪問診療にも医療保険が適用されますから、費用の負担割合は通院する場合と同じです。

訪問診療では、歯の治療だけでなく、歯や歯肉をはじめ、口の中の健康や入れ歯（義歯）の使い方、洗い方の指導も行っています。

第一によく観る。それが、よく診る、よく看るにつながる

訪問歯科診療で私が最も大切にしているのは、第一に〈よく観る〉ことです。

口腔内の様子を〈よく観る〉のは言うまでもなく、本人はもとより、家族、キーパーソンも含め、周りの人々の顔色や表情、機嫌、しゃべり方、動き、部屋の様子、掃除や洗濯の状況、着ている衣服、調度品などを〈よく観る〉ことが、〈よく診る〉、さらには〈よく看る〉につながります。

脳梗塞で倒れた父が懸命のリハビリで歩行可能に

私の父親は、1999年に脳梗塞で倒れました。父がまだ64歳でした。右半身麻痺となり、最初は寝たきり状態でしたが、本人の懸

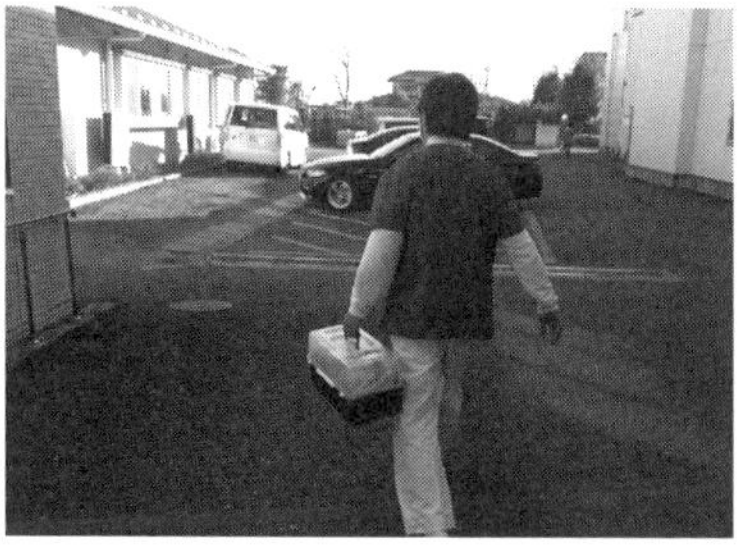

需要が高まる訪問歯科診療ですが、歯科医の確保など様々な課題もまだまだありますね

命のリハビリによって歩行可能となり、81歳になった現在も元気です。本当の介護はこれからだと思っています。

介護現場の労働環境は厳しく報酬も低いので、外国人労働者の受け入れが全面解禁されました。けれど、外国人の雇用は根本的な解決にはなりません。「財源をどう確保するか、効果的な配分はどうする？」といった費用的な問題がどうしても重要です。

訪問歯科診療は、認知度も上がっています。需要はますます高まっていくでしょう。それだけに、歯科医の確保、治療環境の整備、法的な支援の向上など、改善すべきことがたくさんあります。

これからの歯科医療がどうなるかは、財源の問題次第だと思います。全体に薄くしていくのでなく、思い切った配分の変更が必要だと感じています。

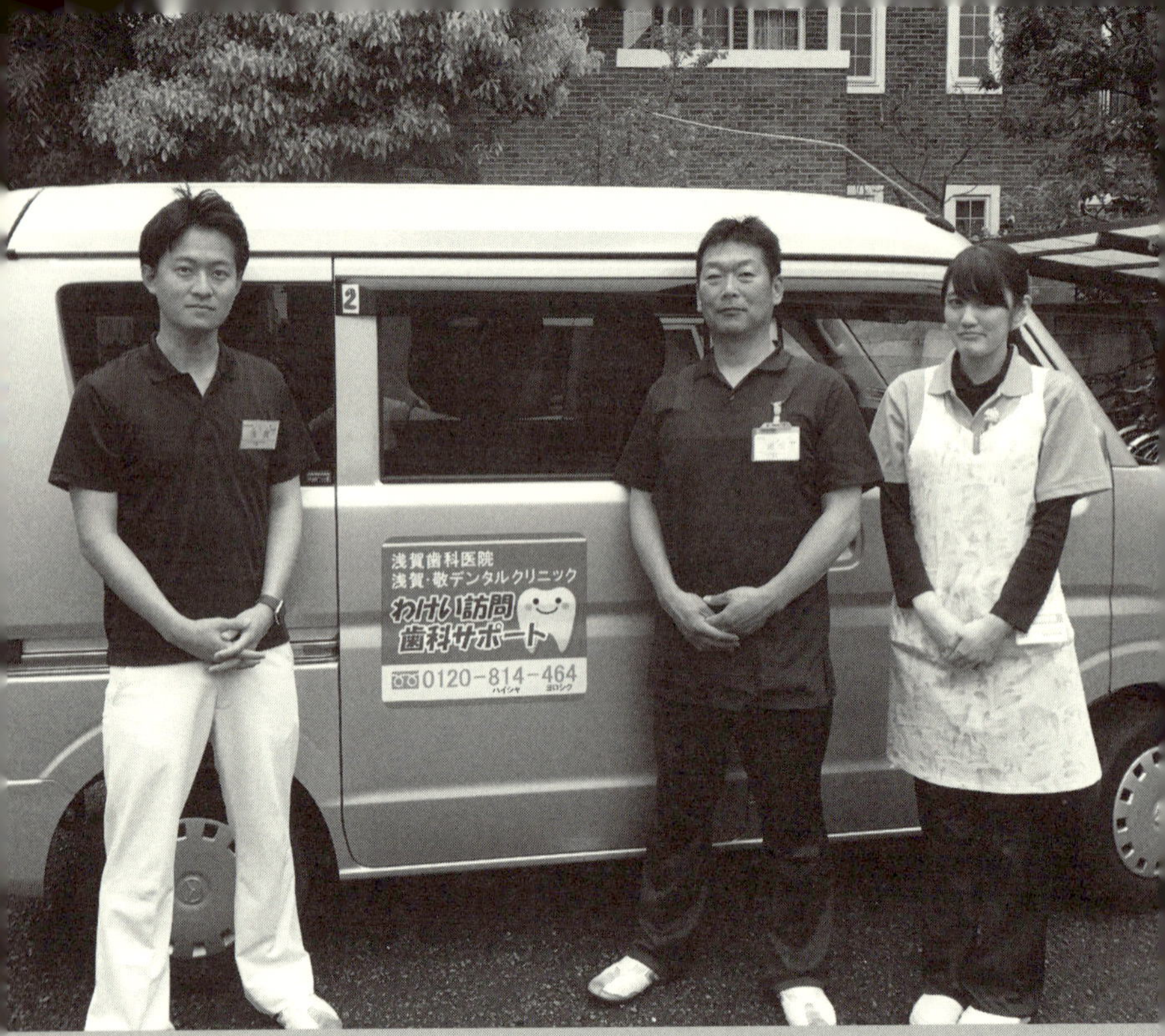

スタッフ全員で治療にあたる
質の高いチーム医療を実践。
生涯、口から食事できるサポートを。

浅賀勝寛　浅賀歯科医院院長

埼玉県
越谷市

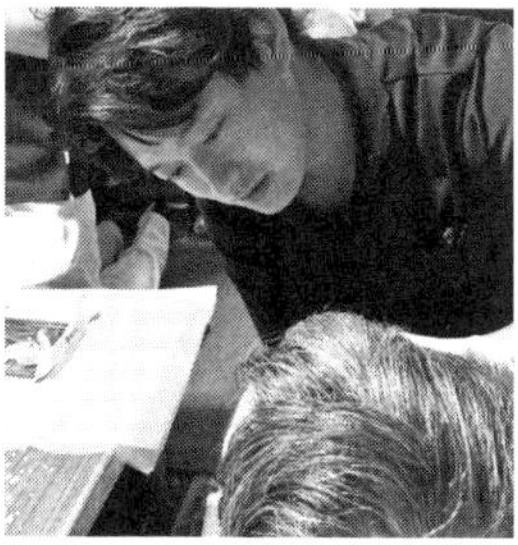

ご高齢で通院できなくなってしまう患者さんが増えています

患者さんが、「変わることなく過ごせている」と感じる喜び

私たちは、埼玉県越谷市の南越谷で１９７９年から、地域の方々の歯科医療に取り組んでいます。

訪問歯科診療を始めたのは、長く通院してくれていた患者さんが通院できなくなることが多くなり、対応していきたいと考えたのがきっかけです。

長く診てきて、患者さんが「変わることなく、過ごせているな」と感じるとき、やりがいを覚えます。

印象に残っているのは、声を出すことが難しい患者さんに口腔リハビリをしたときのことです。患者さんが、声を出して「ありがとう」と言ってくださった。このときは胸が熱くなりました。

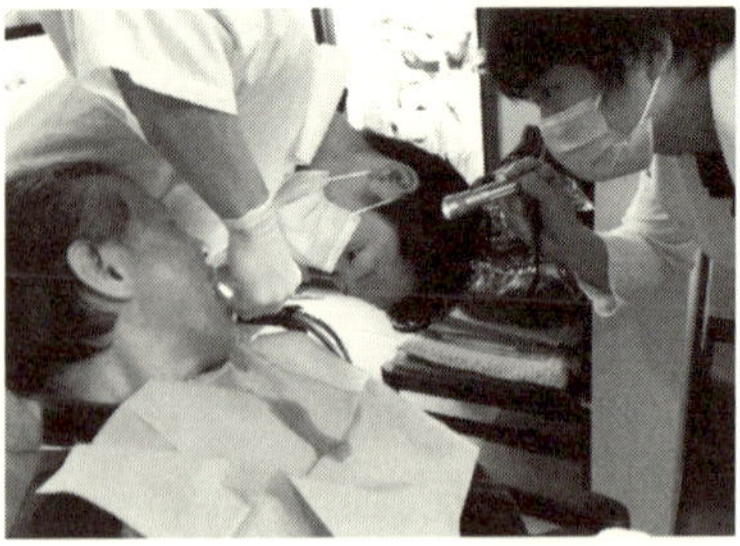

訪問歯科診療においても、外来と同様、スタッフ一丸となって治療にあたります

訪問歯科を知らず、痛みを我慢している高齢者が多い

病気の方、体の不自由な方、来院が難しい高齢の方など、「治療を受けたくても歯医者さんに行くのが難しいから、歯が痛むけれど我慢している」という人が少なくありません。

訪問歯科診療というサービスを「知らなかった」という方もまだたくさんいらっしゃいます。

そういう人をひとりでも少なくして、地域の口腔衛生の向上に貢献したいという想いで、私たちは訪問歯科診療を行っています。

チーム医療を、訪問診療でも実践

当院は、院長、副院長、8名の常勤医師、2名の歯周病専門医、1名ずつの矯正専門医、摂食・嚥下リハビリテーション専門医、そのほかにも歯科衛生士、歯科技工士らのスタッフをそろえ、チームで地域医療への貢献を実現しています。

訪問歯科診療においても、担当医が、専門医、歯科衛生士、歯科技工士と一丸となって、患者さんの治療にあたります。

歯科治療を受ける方にとっては、何より気になるのが、担当医の実力でしょう。経験や技術の足りない歯科医だったら困るな……と。当院では、どの症例も医院全体で考えるチーム医療を実践し、常にレベルの高い治療を提供できるよう努めています。

月に一度は医療スタッフ全員が参加して、勉強会を開催。医療スタッフ同士がお互いにコミュニケーションを図ることで、協力してスムーズに治療にあたれる体制を整えています。

義歯の製作に歯科医が立ち会うことも

医療スタッフが協力して治療にあたるためには、お互いの仕事の内容をよく知ることが必要です。そのため、歯科衛生士が歯周病専門医からレクチャーを受けるといった、職分を超えた勉強会も行っています。

院内にある技工室では、歯科技工士が歯科医のオーダーに従い、一人ひとりの患者さんに合わせて義歯を作っています。細かいチェックが必要なときなどは、歯科医が義歯の製作に立ち会うこともあります。また、歯科技工士が治療に立ち会い、歯の色や形をチェックすることもあります。

このように、お互いに意見交換することで、患者さんに合わせた、質の良い治療ができるよう努力しています。

これからは治療以上に〈口腔ケア〉が重要

訪問診療が必要な寝たきりの高齢者の多くは、自分自身で口腔ケアが満足にできません。そのため、口腔内の状況が悪い患者さんが

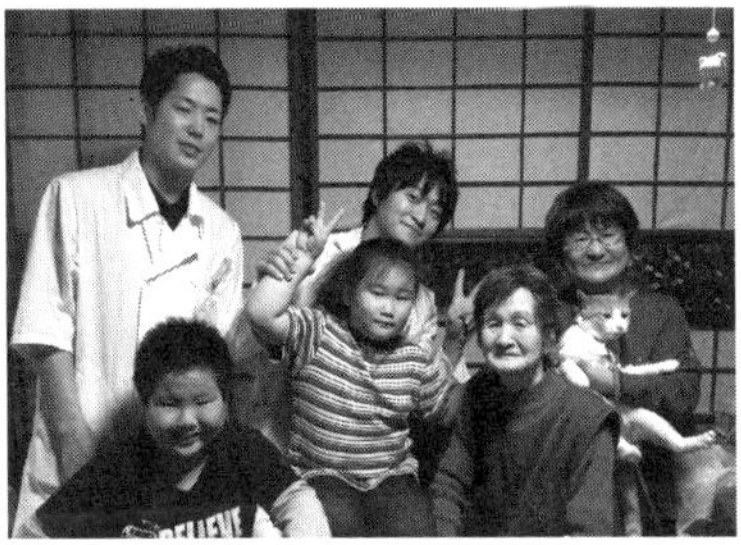

歯科医には患者さんの健康寿命を延ばしていくことが求められています

大半です。入れ歯が合わない、むし歯が痛い、といった訴えに対応する治療だけでなく、治療前のケアが大切です。また、私たちが伺えない間の口腔ケアの大切さを伝えながら、日々の訪問診療にあたっています。

私自身、祖母がいま施設に入所しています。毎週訪問して、口腔ケアをさせてもらっています。いまのところ、発熱や肺炎等も起こしていないので、安心しています。

これからは、歯科医が患者さんたちの寿命を延ばし、歯科医が訪問診療によって健康寿命を延ばしていくことが歯科医に求められています。

そのため、歯科診療では、治療以上に、「生涯、口から食事ができるサポート」がいっそう重要になると思います。

介護においても、介護が必要になってからではなく、介護が必要になる以前から介入する取り組みが重要だと、多くの人が考えるようになるのではないでしょうか。

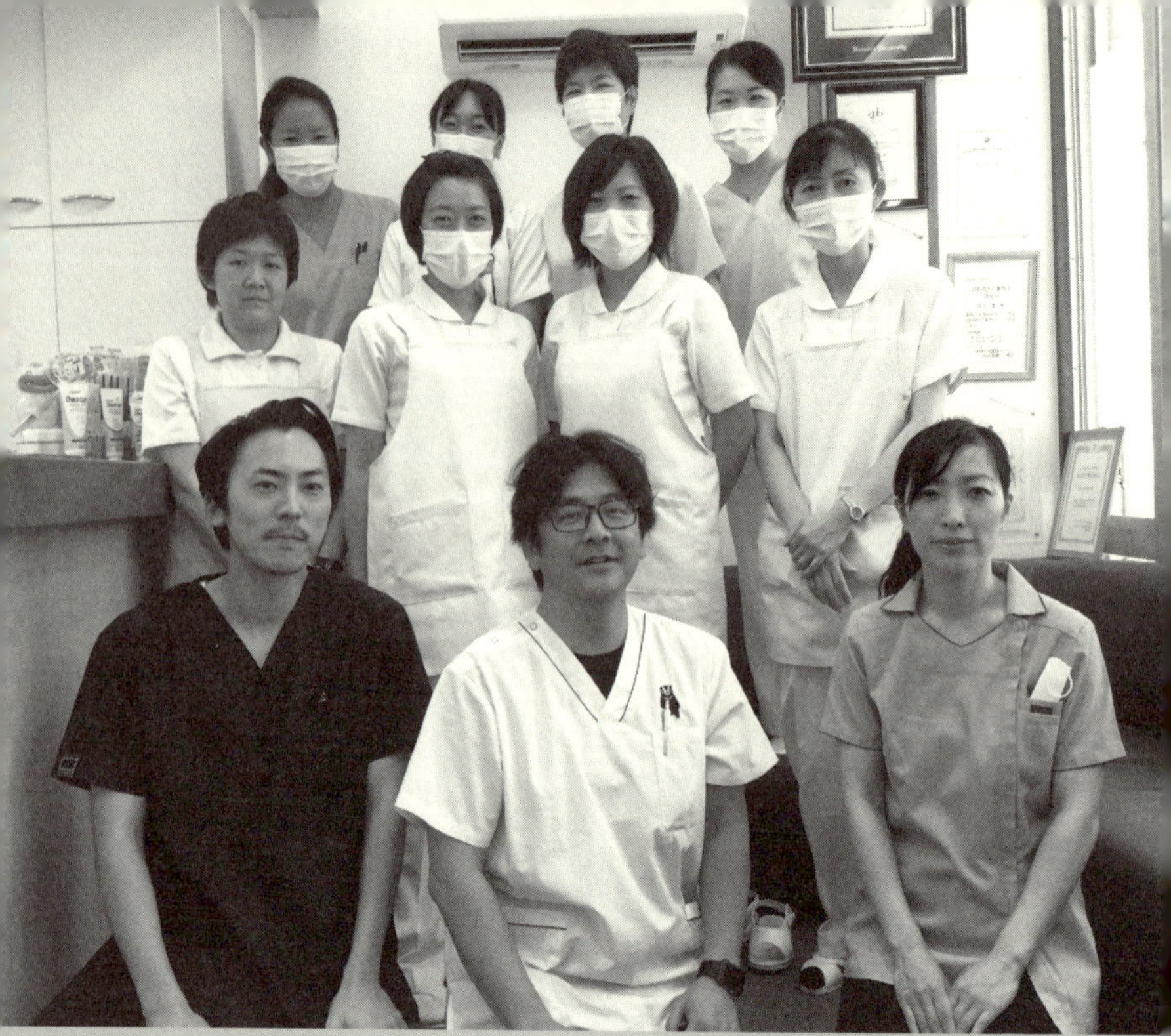

歯の治療にとどまらず、
身体全体の健康にも貢献できる、
それが訪問歯科診療です。

坂口 豊　坂口歯科医院院長

千葉県
千葉市

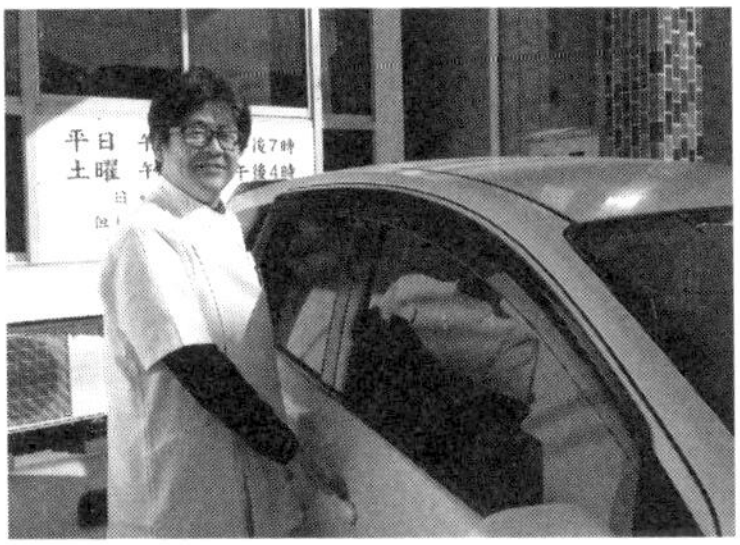

訪問歯科診療は大切な役割だと感じています

親子二代で日々、歯科診療に取り組む

当院は、親子二代で歯科診療を行っています。開業は1971年、もうすぐ開業50年を迎えます。患者さんは高齢者が多くいらっしゃいます。広島、鳥取で訪問歯科診療を行っている友人に勧められ、7年前から訪問歯科診療を始めました。地域の歯科医として、大切な役割だと感じています。

患者さんの旅立ちの直前までサポートする訪問歯科診療

在宅医療の中で、歯の治療にとどまらず、栄養、呼吸、コミュニケーション機能など、〈すべての入り口としての口腔〉を支えることで、患者さんの〈すべての生活の質〉が上がっていく成果を見るときが何よりのやりがいです。

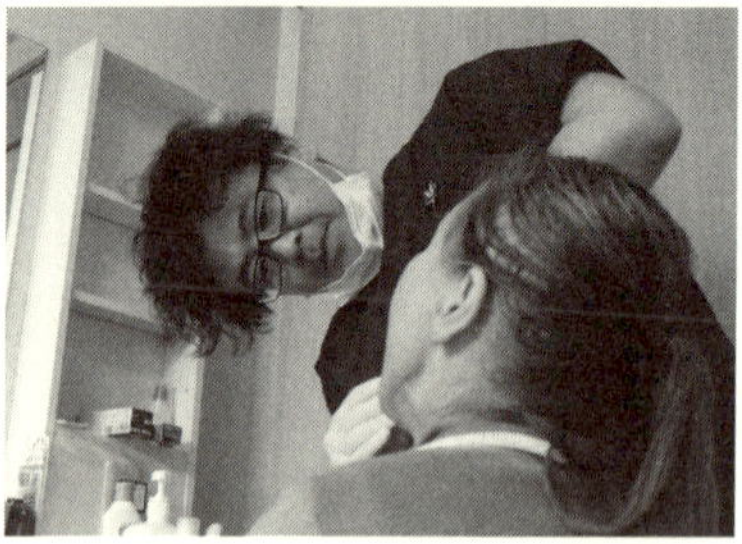

“口腔を支える”ことが
患者さんのQOL向上に
もつながります

また、歯科治療や口腔ケアによって、患者さんの障害や、困難な要件が軽減していく支援ができたときも、やりがいを覚えます。

訪問歯科診療では、すべての患者さんの生活に寄り添うため、すべての患者さん一人ひとりが印象深いのですが、その中でも特に印象に残っているのは、旅立つ直前まで、訪問診療を通して生活に関わらせていただいた患者さんとのつながりです。

歯科医は、医院での外来診療だけだと、それほど身体全体の健康や患者さんの命に関わるところまで実感しないものです。

訪問歯科診療に携わることで、歯科治療や口腔ケアが、歯や口の中にとどまらず、患者さんの全身の健康そのもの、そして命そのものにかかわる重要なものだと改めて実感します。

訪問前の準備を大切に

〈口腔ケア、口腔リハ、歯科治療〉はすべて掛け算であるため、いずれも大切です。それを行う前の準備、その患者さんの周りにある障害や困難を周囲の多業種の方々の協力をいただいて軽減させ、環境整備をしっかりすることで、本来のケア、リハ、治療が最大限有効、効率化をさせることができます。

ですから、訪問前の情報の聞き取り、治療の準備が最も大切だと思っています。

歯科医の父も一緒に訪問診療をし、自分の将来にも備えている

現在74歳の父も、一緒に特養での訪問診療をしています。ある意味、父親に自身の将来の姿を見せて、要介護に備えてもらっている気もします。

父親は訪問歯科診療での経験を通して、要介護にならないよう、意識しているようです。もしかしたら、高齢者自身、介護現場を体験することが、素晴らしい介護予防になるのかもしれません。

これからは、いま以上に高度な健康支援へ

訪問歯科診療は、在宅医療、在宅リハ、在宅療養、介護、介護予防において、とても基本的で大切な要介護の皆さんの健康支援になりつつあります。

そのため、それぞれに直結する歯科の健康支援のエビデンスを積み重ねていく必要があります。できるだけ早く、共通のアセスメントをと願っています。

治療はより高度化し、エビデンスを強化していきます。その運用については個別に対応していくことになりますので、技術より高度な健康支援が重要になると思います。

これからもエビデンスが蓄積されるに従って、成熟し、個別に高度化された健康への支援になっていくでしょう。

歯科医にできることはたくさんあると思います

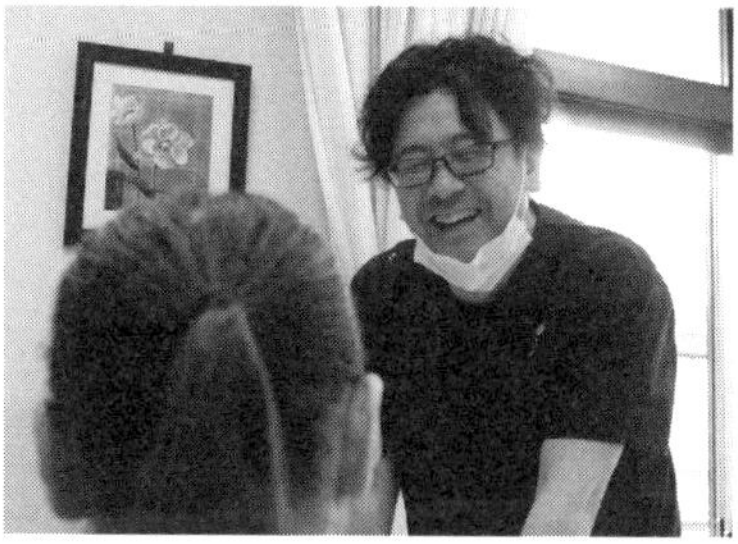

歯科医にできることが「もっとたくさんある」

歯科医にできることが、たくさんあります。

これまでの外来診療のイメージでは、歯を治すだけが歯科医の仕事のような印象が強いと思います。

実際には、口腔ケアを通じて、生活環境を改善し、身体全体の健康にも貢献できます。訪問歯科医療ではとくにその役割が大きいことを実感しています。

歯科医療における〈健康支援の有用性〉をもっと広く知ってもらえたら幸せです。

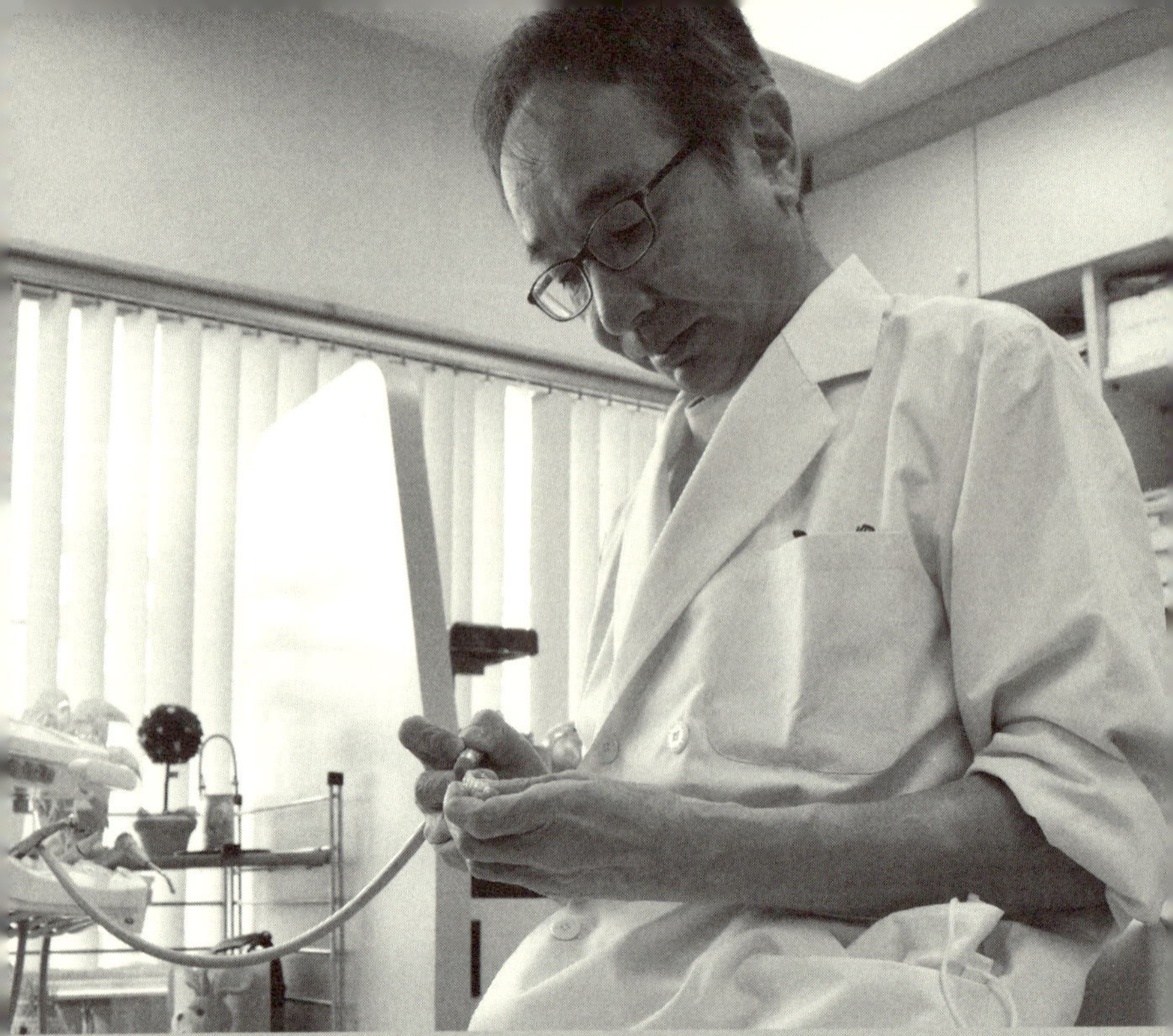

訪問歯科診療は継続が基本。
一度きりでなく、定期的な口腔ケアが
生活と身体全体の健康を守ります。

齋藤康暢　さいとう歯科医院院長

東京都
足立区

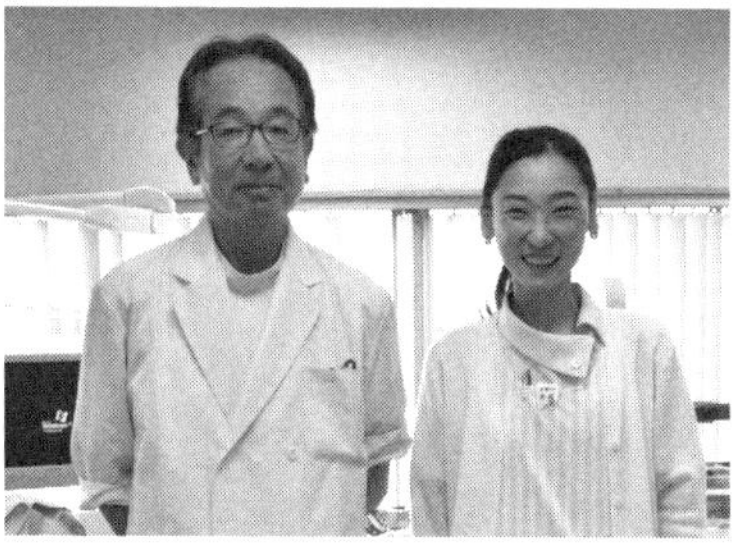

地域の皆さまのお役に少しでも立てるならと訪問歯科診療を始めました

義歯経験豊富な自分が役に立てるなら

近くに住む方々から、

「訪問診療してもらったけれど、義歯が落ち着かない」

「義歯が痛くて、何度調整してもらってもダメだった」

といった声を多く聞くようになり、地域柄多くの義歯経験を持つ私が少しでもお役に立てるなら、と感じたのが、訪問歯科医療に取り組む最初の動機でした。

「ご飯が美味しくなった」

「食べ物の味が感じられるようになった」

「食事の量が増えて、体重が元に戻りました」

そのような感謝の言葉を患者さんや家族からいただくことが、何より励みになります。

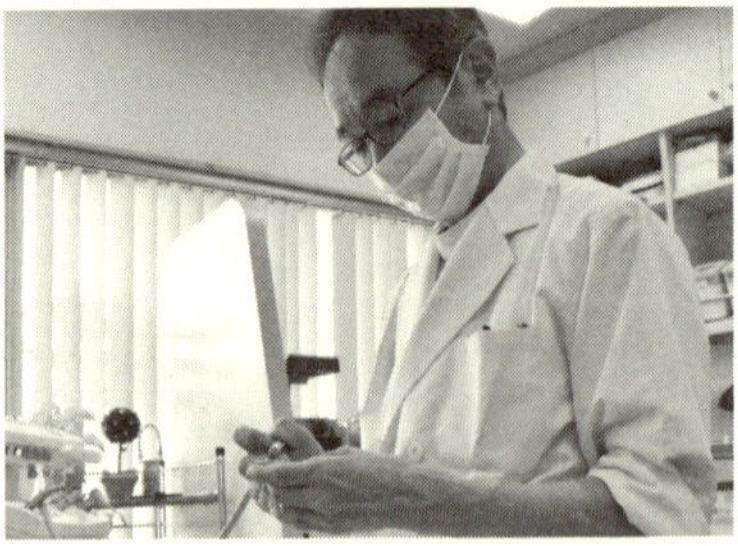

訪問歯科診療に歯科医としての充実感を感じています

義歯をきちんと合わせたら、表情も行動も変わった

上顎の犬歯2本だけ残り、見た目が怖い感じになっていた80歳代のご婦人がいました。

義歯も合わないために使っていませんでした。

最初に訪問したとき、その女性は、

「先生、私、鬼ババアと周りから言われているの」

と、泣いていました。ずっと悩んでおられたのです。

そこで、上下の義歯をきちんと合わせ、スムーズに使用できるようにして差し上げました。するとすごく満足してくださり、それからは口元を隠すこともなく、お化粧までして出かけられるようになりました。

この患者さんとの経験は、とても印象に残っていますし、歯科医として充実感を覚えた出来事です。

一度きりでなく、継続が訪問歯科診療の基本

3年ほど前に亡くなった母親は、晩年、認知症が進行しましたが、デイサービスに行くのを嫌がり、他人と入浴することを拒否して、自宅でシャワーを使っていました。足が上がらなくなったので、浴槽には入れなくなりました。

普通食を好みましたので、それができるようサポートしていました。

けれど、亡くなる1ヵ月前くらいから食が細くなり、ほとんど経管栄養となりました。最後まで、口から食べさせてあげられなかったのが残念です。

訪問歯科診療で大切なのは、治療の継続性だと思います。

義歯の修理や腫脹《しゅちょう》の切開などを一回きりの診療で終了するのではなく、義歯の調整や取り扱いを繰り返しサポートすることです。

長期的な管理を前提に、ブラッシングの指導、口腔ケア、舌ブラシや歯間ブラシ、ケア用スポンジの使い方などを通して、残存歯の存続を確保する必要があります。生活や身体全体を視野に入れた口腔管理に携わることが、今後の歯科医に求められる方向性だと考えています。

インプラントは、日頃の口腔ケアが不可欠

訪問歯科医療の需要は今後ますます増えていくでしょう。義歯の患者さんが少しずつ減り、替わってインプラントの患者さんが増加するはずです。口腔ケアをおろそかにすると、腫れる、痛む、噛めない、の三重苦の症状が増えていくと予想しています。そのため、より多くの職種の方々との連携が必要になっていくでしょう。

歯科医療においては、予防と矯正が大きな柱となっていくと思わ

寝たきりの方の口腔ケアは
とても大切なのです

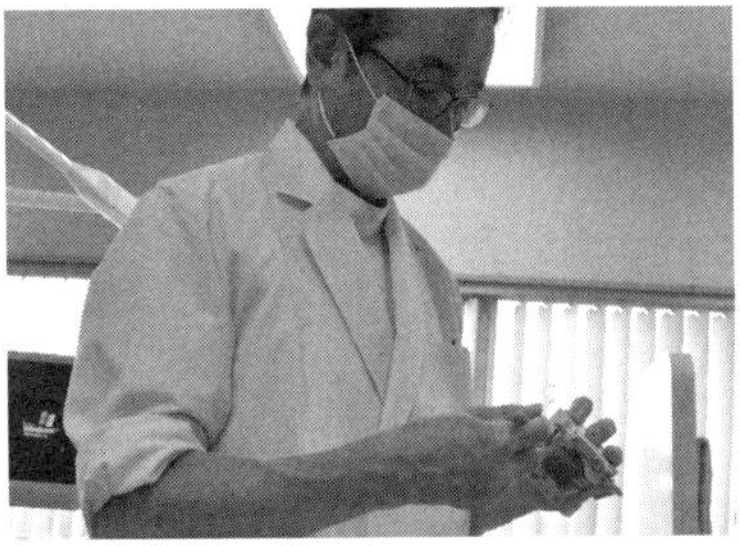

れます。中でも小児から成人の予防歯科は重要です。それと並んで高齢者への口腔ケアが大切だということも、今後はさらに認識されていくのではないでしょうか。

介護施設で働く人たちの環境改善が必須です

介護の分野でも、「介護予防」という認識が広まるでしょう。老人介護の需要はますます増えていくでしょうし、施設も少しずつ多くなるでしょう。けれど、働く人たちの環境が現状どおりでは、なかなかスタッフの確保ができないと思います。このままでは外国人労働者の助けが必要でしょう。

施設で働く人たちの労働環境や収入体系を大幅に改善する努力をしないと、介護施設は機能しなくなります。その点を、国を中心に改革してもらう働きかけも重要だと考えています。

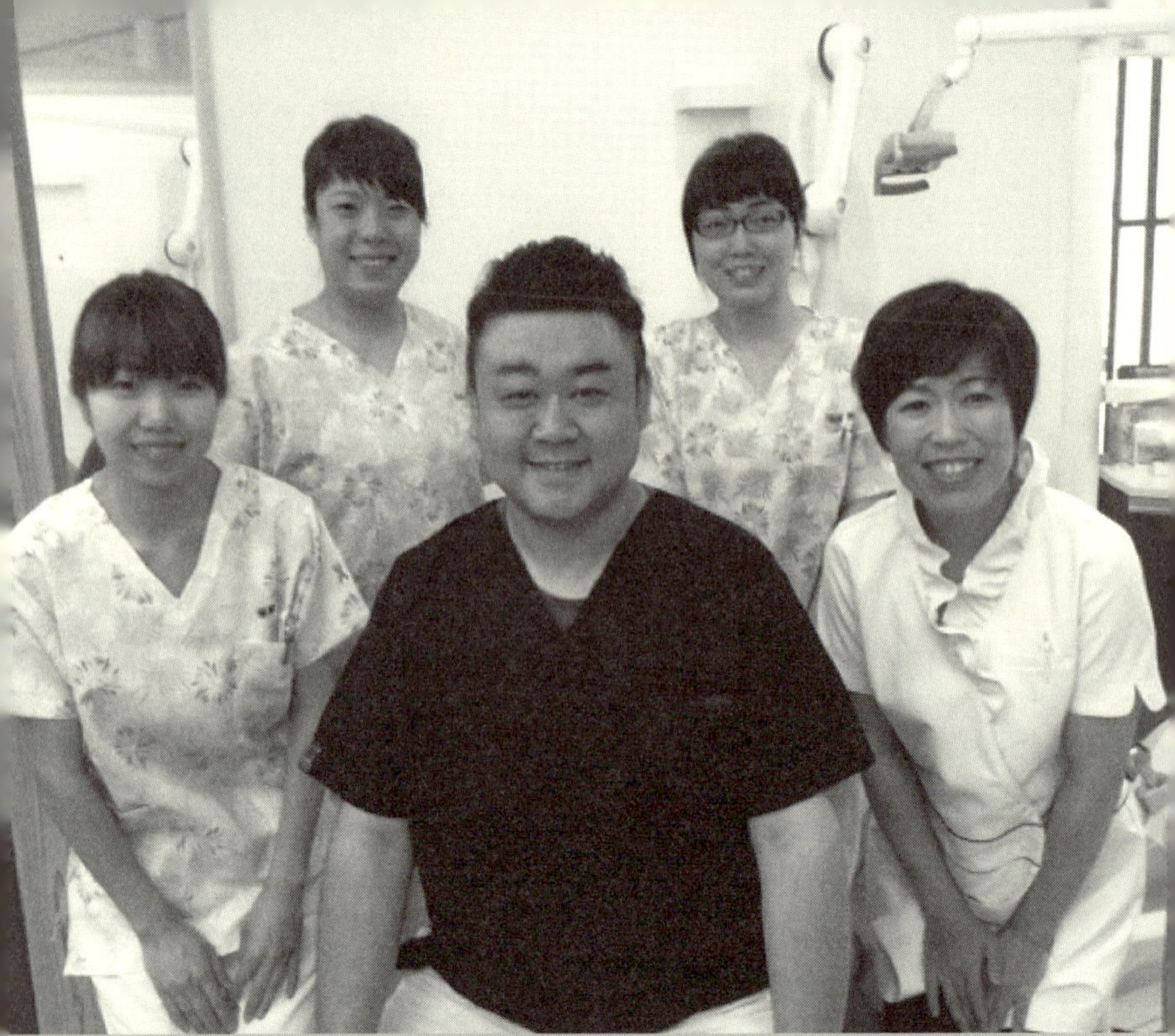

患者さんやご家族と話ができて
治療の結果がその場でわかる。
専門にしたいほど大好きです。

玉井一樹　玉井歯科医院院長

長野県

東筑摩郡
麻績村

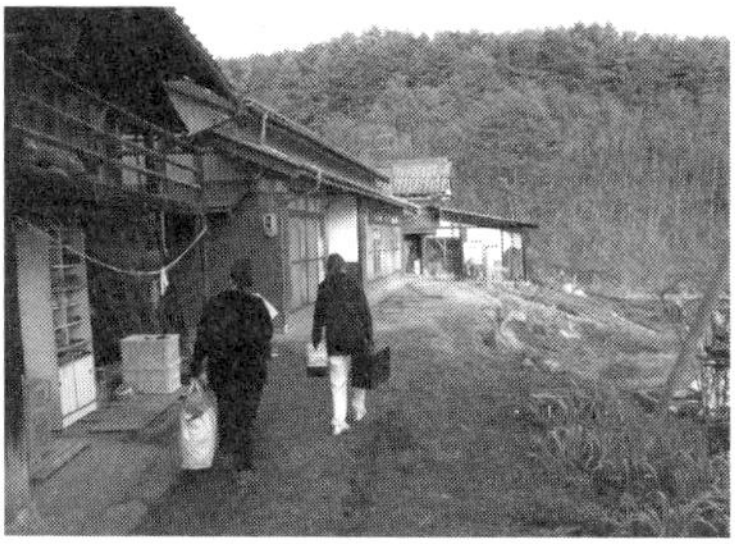

高齢者の多い地域なので、訪問歯科診療は私の務めだと感じています

長野県の小さい村、訪問歯科診療は必須の地域

私の医院は、長野県の小さい村にあります。高齢化率も全国のそれよりはるかに高い地域です。

東筑摩郡麻績《おみ》村。ＪＲ篠ノ井線の聖高原駅から北東に５５０メートル。徒歩約10分のところに当院はあります。入り口にはスロープがあり、車椅子でも入りやすいように配慮しています。車椅子も用意しています。それもこの地域が、高齢者が多いことからバリアフリーは必須であると認識していたからです。

生まれ育った実家の隣に開業したのは２０１５年３月。人口３０００人に満たない村ですから、それほど多くの患者さんがいる地域ではありませんが、以前から漠然と、この場所で開業するんだという想いがありました。若い歯医者さんはほかにいませんので、それが私の務めだと感じています。

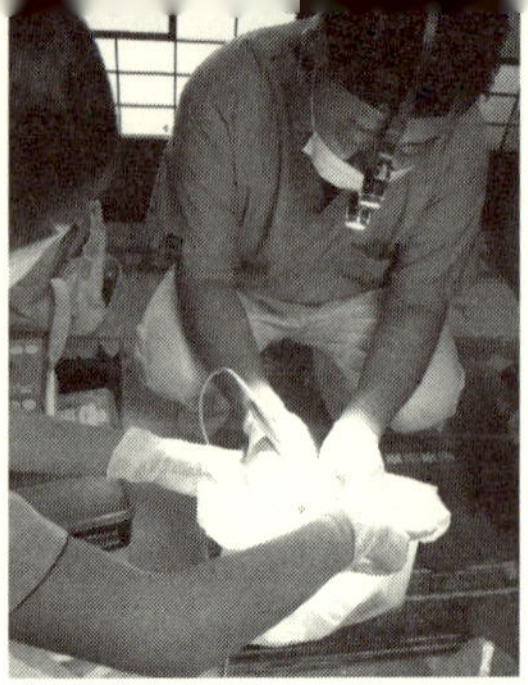

訪問診療で入れ歯の調整。それだけで涙を流して喜んでくださる患者さんがいました

入れ歯の調整だけで涙を流して喜んでもらえた

開業から1年が経ったころ、この地域で歯科医院に求められるのは訪問歯科診療だと感じました。それは日ごろから患者さんと接していれば、当然の気づきだったでしょう。そして私は、訪問診療に取り組み始めました。

家々を訪ねて治療し、患者さんや家族に「ありがとう」と言ってもらえることが何よりのやりがいです。

入れ歯の調整に伺ったとき、調整が終わって食事をとってもらったら、涙を流して喜んでくださった患者さんがいました。

入れ歯の調整は、歯科医にとっては通常の治療の一環であり、とくに難しいことではありません。けれど寝たきりの高齢者にとって、自宅で入れ歯の調整をしてもらえる、たったそれだけのことでこんなに感激してもらえる、訪問診療の手応えを感じた経験でした。

介護をする人の心のケアも歯科医の務めだと思う

寝たきりの高齢者を抱えるご家庭を訪ねると、寝たきりの方以上に、介護しているご家族が疲れてしまい、心身の健康を損ねてしまうのではないかと心配になることがしばしばあります。

訪問歯科診療において、口腔内のケアをするのは当たり前です。私は、患者さんはもちろん、介護するご家族の心のケアまでできたらいいなと、いつも考えています。

訪問治療に伺う地域は、隣の千曲市が大半です。高速道路で一区間、峠を越えて行くので、だいたい行くだけで30分、往復1時間かかります。治療の時間はだいたい30分から1時間、訪問診療の日安は一件2時間くらいです。本当は曜日や時間を決めるなどしたいのですが、患者さんのご都合に合わせるため、うまくは行きません。要望に応じて、昼休みを返上して行ったり、午後の外来診療の時間に行ったり、日によって調整しています。

「好きなものが食べたい」という父親の言葉を胸に刻んで

私の父親が亡くなる前、食事がとれなくなってしまった時にも、

「好きなものが食べたい」

と話していたのが、ずっと心に残っています。

寝たきりの高齢者は、これからさらに増えていきます。

歯科医や歯科医院にとって訪問診療は、医院での外来診療以上に比重が増していくと感じています。とくに、私のいる山村、高齢化地域ではその役割はいっそう大きくなるでしょう。

私は往診が好き、訪問歯科診療だけをやりたいくらい

訪問歯科診療を始めて気がついたのは、「私は訪問診療が好きだ」

今後、訪問診療は外来診療以上に比重が増していくと感じています

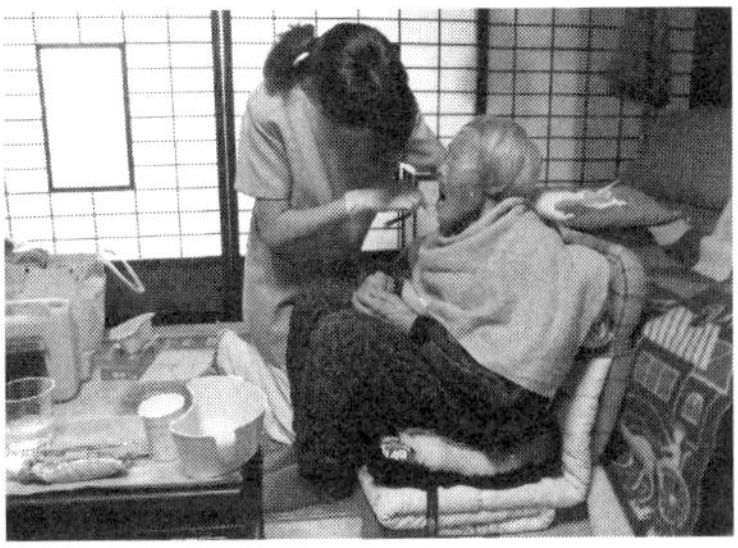

ということです。

内科医だった父親が往診する姿を見て育ったせいもあるかもしれません。患者さんのお宅に伺うのは、私にとっては当たり前の、普通の医療スタイルなのです。

治療を終えて、ご自宅でお茶をいただく機会も多いのですが、患者さんやご家族とお話しする時間は楽しいものです。

また、治療の結果がすぐわかるというのも、訪問診療がいいなと思う理由のひとつでしょう。

義歯を入れた後、お菓子を食べたら、「痛い」となったりします。うまく調整したはずが、まだ不足だとすぐにわかります。次の訪問まで待たせることなく、すぐに調整し、直すこともできます。外来ではなかなか「治療の答えがすぐわからない」場合が多いのですが、訪問歯科診療だとすぐ答えがわかります。

このような経験から、実は、私は「訪問歯科診療だけを専門でやりたい」くらいの気持ちを持っています。

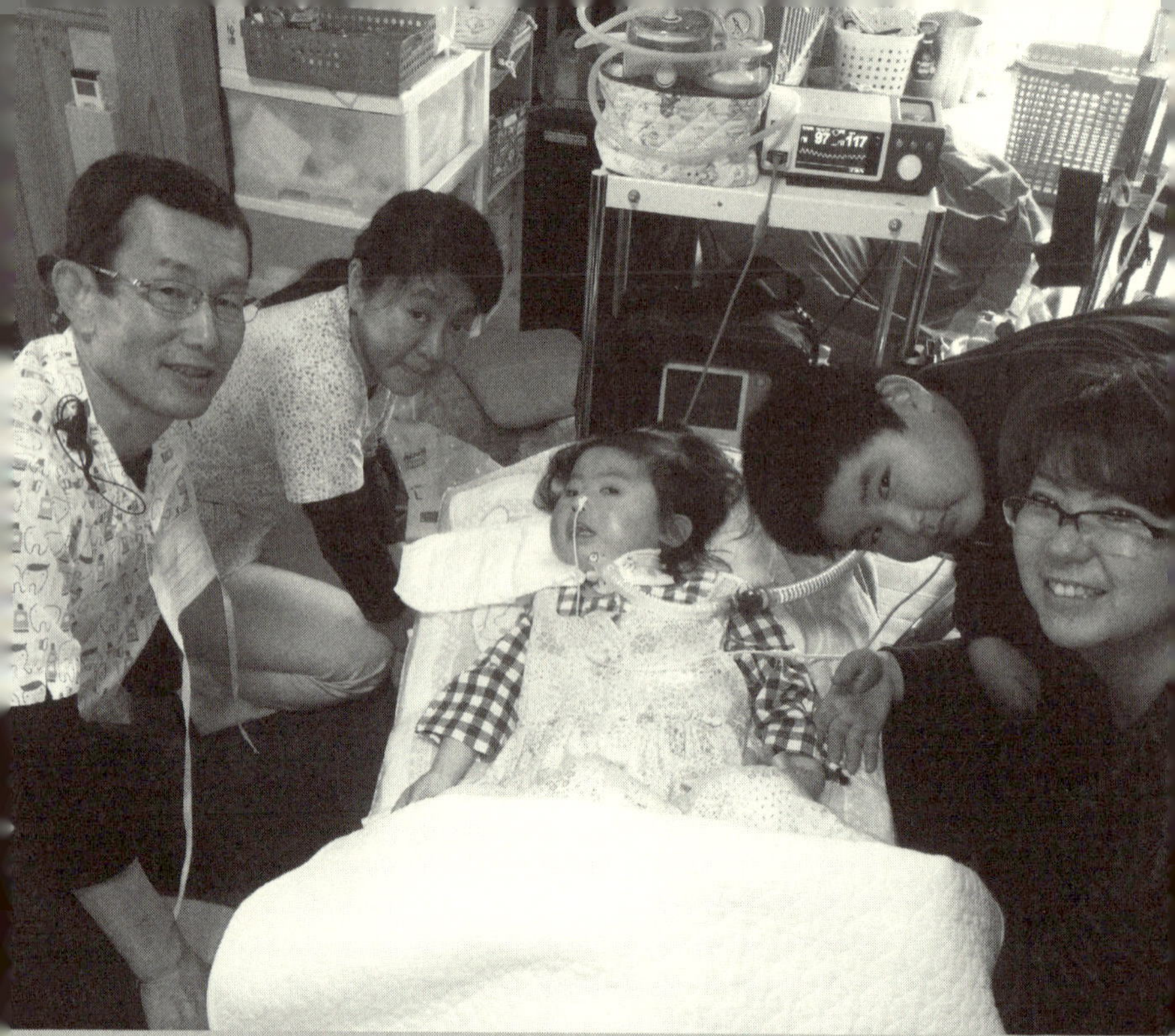

治療を受けなくても済む状態を
訪問医療の口腔ケアで維持し続ける。
医療に頼らずに済むのが最良の医療。

義永 隆 仲町歯科医院院長

静岡県

周智郡
森町

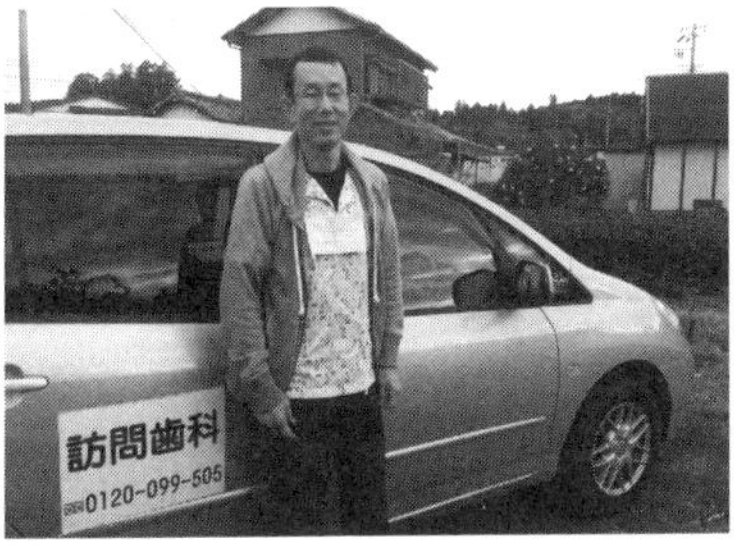

来院できない患者さんのためにも、訪問診療はとても大切なのです

伯母の見舞いに行ったとき、何もできなくて落ち込んだ

数年前、山口県に住む伯母が入院したとき、お見舞いに出かけました。伯母には幼いころ、瀬戸内での海水浴、広島市民球場での野球観戦に連れて行かれるなど、とてもかわいがってもらいました。伯母は弱ってはいましたが意識ははっきりしており、いろんな話ができました。ところが、病室中に大変な口臭が立ちこもっていたのです。

歯医者ですから、当然、伯母の口腔内がどのような劣悪な環境かよくわかります。しかし、私にはその場で何のケアもできませんでした。お土産に持ってきた電動歯ブラシを渡しただけです。歯科医として何の役にも立てない自分にずいぶん落ち込みました。

この時の体験から、ケアも学んでいかなければと、強く思いました。

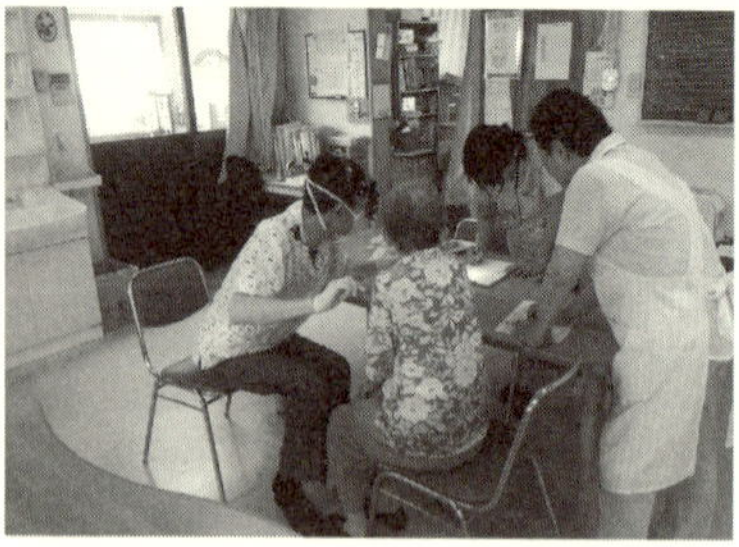

訪問診療で患者さんに喜んでもらえることは、私にとっても喜びなのです

難病で立ち上がれない少女を周りと協力し合ってサポート

私が開業している周智郡森町は名前のとおり中山間地域で、ご多分にもれず高齢化が進んでいます。車がなく移動できないお年寄りも多く「歯医者さんが来てくれるなんて本当にありがたい」と言われると、こちらもうれしくなります。

こちらにとっては簡単な義歯の修理でも、これほど喜んでもらえるのかと驚くこともあります。これも診療室ではあまり味わえない喜びかもしれません。

和珈ちゃんという、6歳の女の子の患者さんがいます。

脊髄性筋萎縮症という難病のため、生まれてから一度も立ち上がったことがありません。私たちが関わるようになった2年前には、かろうじて上下させる眉の動きでコミニュケーションができるだけでした。最近では気管切開されているにもかかわらず、一語文程度は発音してくれるようになりました。お母さんが明るく積極的な方で、私たちのケアにとても喜んでくださいます。実際に月に2回伺っても歯科医の私にできることはほとんど何もありません。衛生士の手伝いとか、お母さんとの雑談などです。

当院の患者さんで、学校を退職された先生がボランティアで和珈ちゃんの教育に当たってくださる話が出てきました。こんな面でもお役に立てるとは、歯医者冥利に尽きる思いです。

経験豊富で勉強熱心な歯科衛生士のスタッフに助けられて

訪問歯科の〈ケア、リハ、治療〉で最も重視しているのは、私の場合はケアです。これは一緒に治療に当たってくれている歯科衛生士のおかげです。訪問診療に同行してくれるうちの衛生士・山本は、以前ケアスタッフとして老人病院で勤めていた経験があります。とても勉強熱心な性格で、個々の事例でも教わることが多くあります。

つい最近も、舌の動きが悪い患者さんに気づき、障害を予防していく手がかりを与えてくれました。

今後は摂食・嚥下も勉強し「リハビリ」にも積極的に取り組んでいきたいと考えています。

医療に頼らずに済むのが、最良の医療だという目標に向かって

実際に訪問診療に携わると、正直改善の余地はたくさんあるなぁと感じます。特に私たちは車の移動距離が長い山間地域を抱えていますので、その時間がもったいない。基点となるデイサービス施設で口腔ケアのお手伝いができたらなぁと感じます。あるいはそのスタッフの教育係として歯科衛生士が関与していくシステムであれば、さらに効率は上がり、より社会の役に立てるのではないかと感じています。いずれにしても、柔軟な法改正が望まれます。

国の財政から考えても、人口減を考えても、今後の歯科医療はま

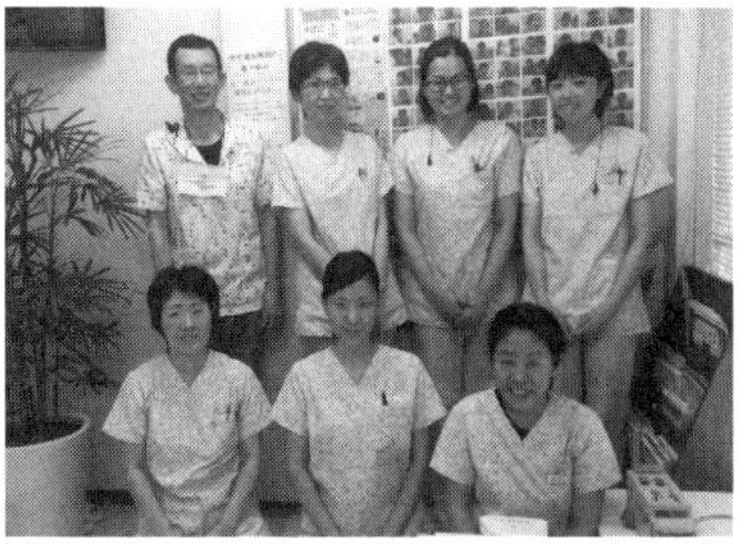
仲町歯科医院の素晴らしいスタッフの皆さん

すます予防にシフトしていくと思います。「治療を受けなくても済む状態を維持していく」という方向に人々の考えが移っていくのではないでしょうか。一般医療も歯科も一緒だと思います。医療に頼らずに済むのが最良の医療でしょう。

実際の診療分野でいうと、子供たちの歯列不正は本当に気になります。「歯列育成」「矯正」「食育」など、まだまだやらなければいけない分野が多いと感じています。

健全な口腔を作り上げることに注力すれば、結局、無駄な歯科医療費も抑制できると考えます。国も安心、歯科医もやりがいを持てて、患者さんもハッピー。そのような歯科医療へ変化できたらよいでしょう。

介護においても、「介護のお世話にならないこと」が介護の目標になっていくと思います。生活習慣の見直し、住空間の改善、移動手段の改良などを通じて、健康な生活を維持して生きやすい社会構造へと変化するのではないでしょうか。

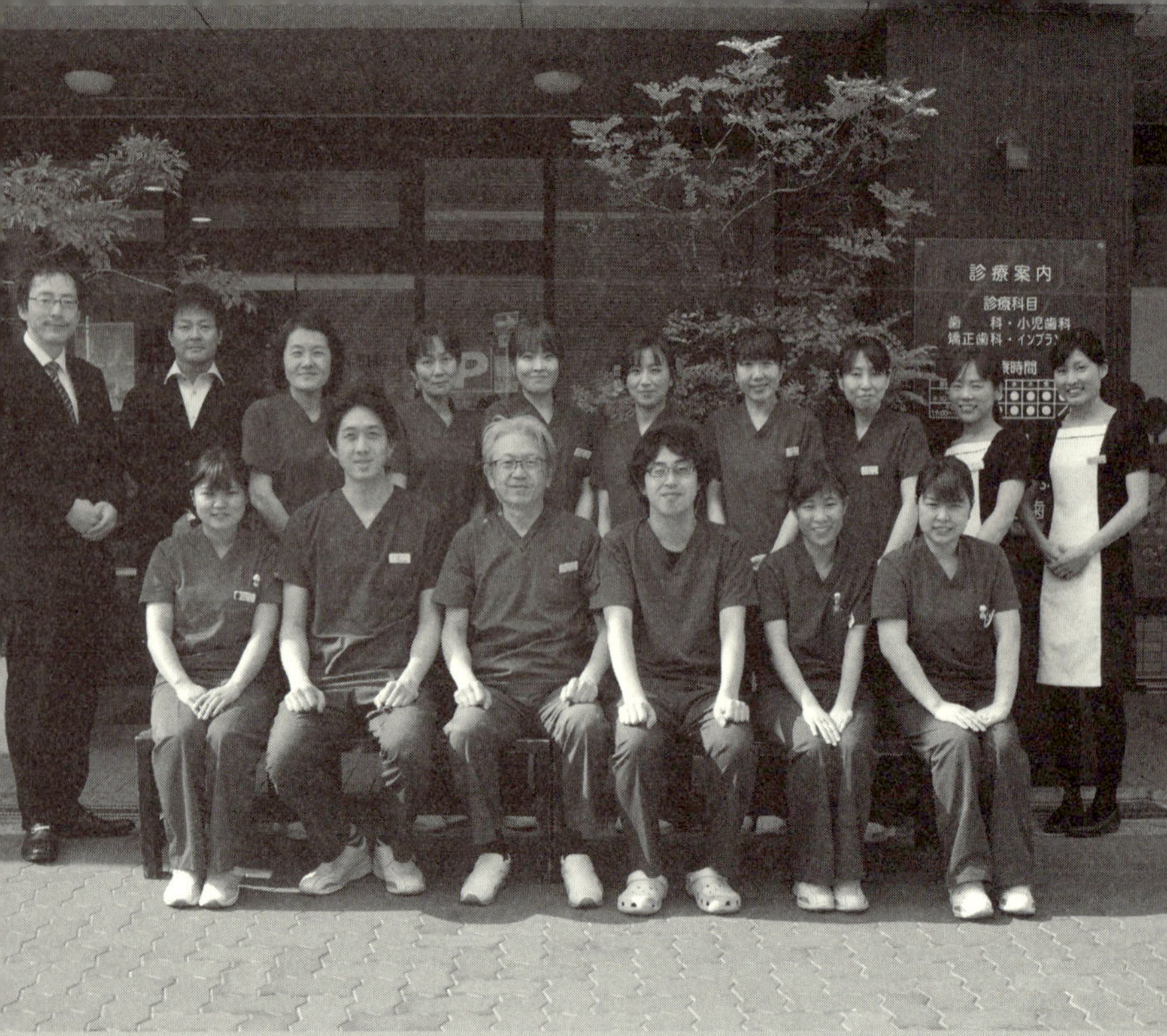

訪問歯科診療では、治療も重要ですが、
寄り添う気持ちも大切です。
首を長くして待っている人がいます。

西村有祐　西村歯科院長

大阪府
堺市

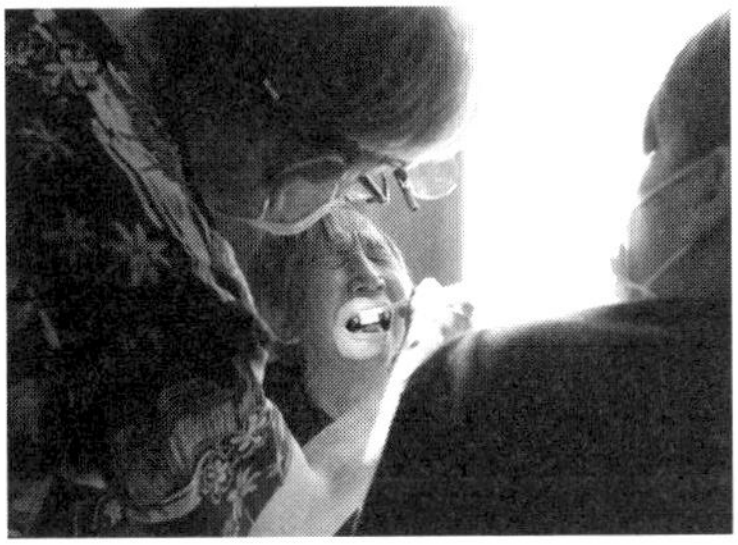

訪問先は特養や老健がほとんどで、約500人の患者さんを診ています

手先の器用さに絶対的な自信

私は小さいころから手先が器用でした。設計図を書いて、木を切り出して模型を作るほどの工作好き。手先の細かさに感心した母親の勧めもあって、小学4年生の頃から歯科医になろうと心に決めていました。そして岐阜歯科大（現：朝日大）の4期生として入学しました。大学3年生の頃には歯科医院での技工の助手を始めるほど没頭。卒業後は一般歯科医院に1年間勤務し、生まれ育った堺の街で開業しました。

腕のいい歯科医を育てる教育が院長の務め

「プライド捨ててね」

西村歯科の面接に来る歯科医に必ず言うセリフです。そして、若

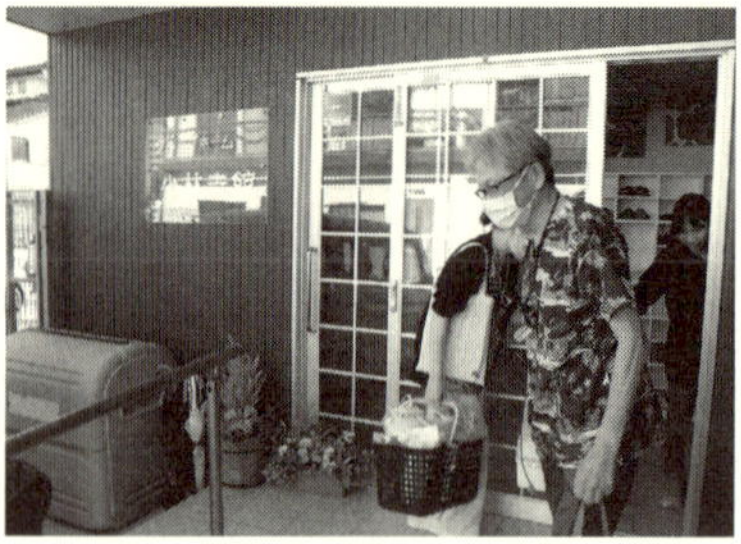

患者さんに気さくに話しかけてもらえるように、アロハ姿で訪問します

手にもベテランにもこう伝えます。

「今までのやり方を変えてね。僕の言うとおりに」

私が力を入れるのは、「腕のいい歯科医にするための教育」、これに尽きます。スタッフは、非常勤も含め歯科医は10人、歯科衛生士は9人。歯科医の腕で評判が下がれば、訪問歯科診療全体の評価を下げることになります。外来でも〈歯医者嫌い〉を生み出すわけにはいきません。そのため、ベテランには2つの項目を、若手にはもう1つの課題を課しています。

1つ目は模型実習。歯を削る、根管治療など、半年くらいかけて技術を身に付けてもらいます。例えば、クリアランスは何ミリメートル、マージンは歯肉縁下何ミリメートルと歯学部で習っていたとしても現場は違います。机上の学術と、技術を身に付けることはまったく違う現実を体感してほしくて、模型実習を採り入れました。

2つ目は症例検討会。スタッフが一堂に会してレントゲンを眺めながら週に一度、診療後の時間を使って議論します。

そして、新人だけに与えられるのが昼の休憩時間を使った模型実習です。「昼の休憩時間はないと思ってね」が合言葉。新卒で就業する歯科医は、昼休みも技術を磨くために手を動かし続けます。

「ほんまに治してあげたい」という気持ちが根底にある

なぜそこまでするのか。野放しにしたら身につかん。訪問診療をやるためだけに雇う歯科医は即戦力だけを求めているので、技術のひどい歯科医は要りません。訪問専門の歯科医が行ったあとの治療を見ると、「なんやねん」と思うときがあるからです。

院長の私の仕事は部下を育てること。

「見て覚えるより、教えたほうが早いに決まっている。見学するポイントも教えんと、上達するわけないやん。でないと『見学』じゃなく『見物』に終わってしまう」

日々、「この症例、わかりません」と質問に来るスタッフに、治療方針の見通しや、なぜ治りにくいかの理由を伝え続けています。技術が身に付いていない歯科医には、外来診療ですべてを任せることはありません。きちんとした技術で、納得のいく治療をという信念があるからです。そのおかげか、当院は毎年患者さんが増え続けています。

ほんまに治してあげようという気持ち。この人のためにちゃんとしてあげようという使命感があるからでしょう。保険点数は二の次です。儲けるためにインプラントや矯正を選ぶなんてありえません。

アロハシャツを着て訪問歯科診療に出かける意味

外来診療に加えて訪問歯科を始めたのは15年ほど前。日本訪問歯科協会から1枚のファクスが届き、訪問診療は診療報酬の点数が高いと書いてありました。高齢者施設に居宅と、診察に回る先はたくさんありました。在宅医療の概念が広まるにつれて保険点数が整備

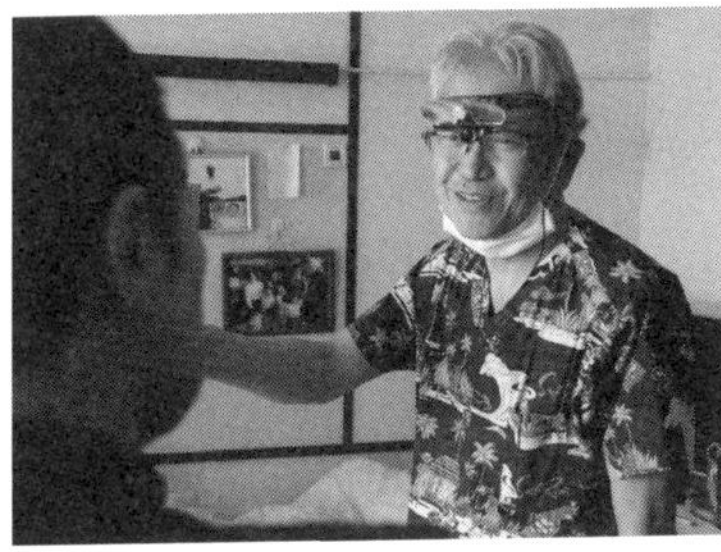

訪ねただけで喜んでもらえるような関係に。ありがたいと思いますね

され、当時ほど点数がつかなくなったものの、患者さんの数はどんどん増えています。訪問専用車2台、軽乗用車1台、ライトバン1台の4台で回っていますが、足りないときは、個人の車も借り出して回ります。レセプト枚数でいうと、約500人の患者さんを診ている計算です。

訪問しているのは、特養や老健など高齢者がほとんどを占めますが、生まれつき障害のある方もいます。週に一度は、大阪府歯科医師会（大阪市天王寺区）にある診療所に出向き、障害のある子の診療も行っています。

訪問診療では、常に柔和でユーモラスに。そして知り合いの歯科医の奥さんの会社で作ってもらったかわいらしいアロハシャツで訪問に出かけます。

訪問歯科診療では、治療も大切ですが、さみしい人に寄り添うことも重要です。独り暮らしで話し相手もいない人を訪問すると、行っただけで喜んで迎えてもらえる。ありがたい仕事です。

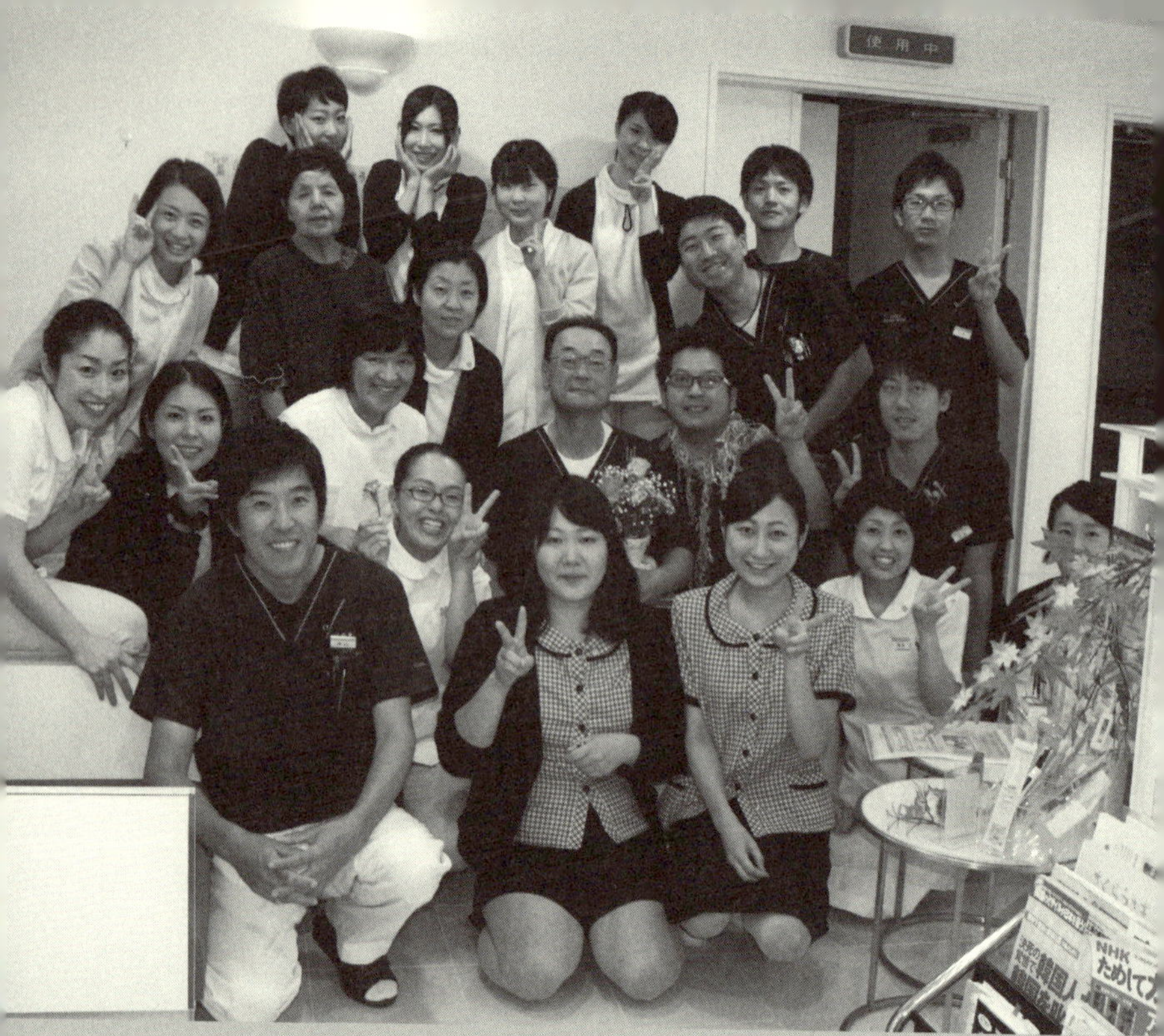

週に100人から120人を訪問、
高齢者の多い瀬戸内海の小さな島で
毎日、島を駆けめぐっている。

二木由峰　にき歯科医院院長

広島県
江田島市

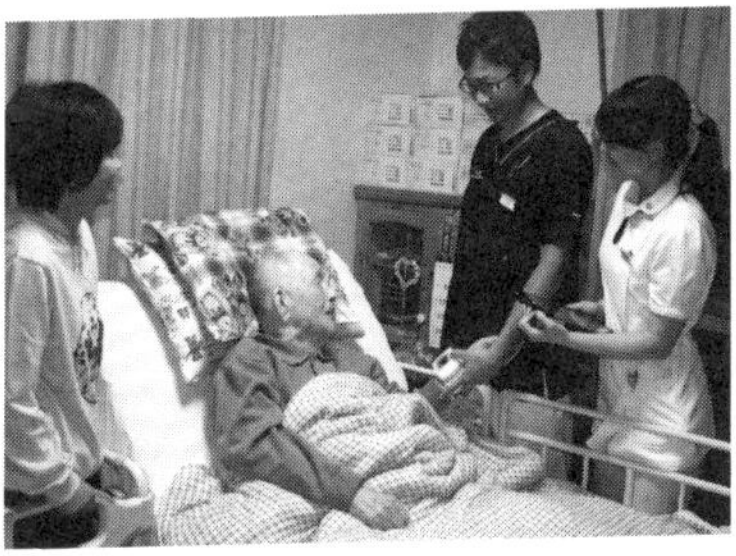

入院されている患者さんへも、
訪問歯科診療を行っています

瀬戸内海に浮かぶ小さな島の頼れる歯科医院

当院は、瀬戸内海に浮かぶ島にあります。港のすぐそばにある病院の窓からは、風光明媚な瀬戸内海が見渡せます。小さな島の頼れる歯科医院でありたい。歯を失わないために！　それが当院の最大の願いです。

最新の充実した医療環境と設備のもと、安心・安全で信頼される近代医療に努めています。

高齢者の多いこの島では不可欠な往診にも力を入れ、今日も島中を駆け巡っています。

訪問歯科診療を始めたのは、たまたま依頼があって、病院に往診に行ったのがきっかけでした。その病院には、それまで私が外来で治療してきた患者さんがたくさん入院されていて、とても困っておられました。それを知って、訪問歯科診療の必要性に気がつきまし

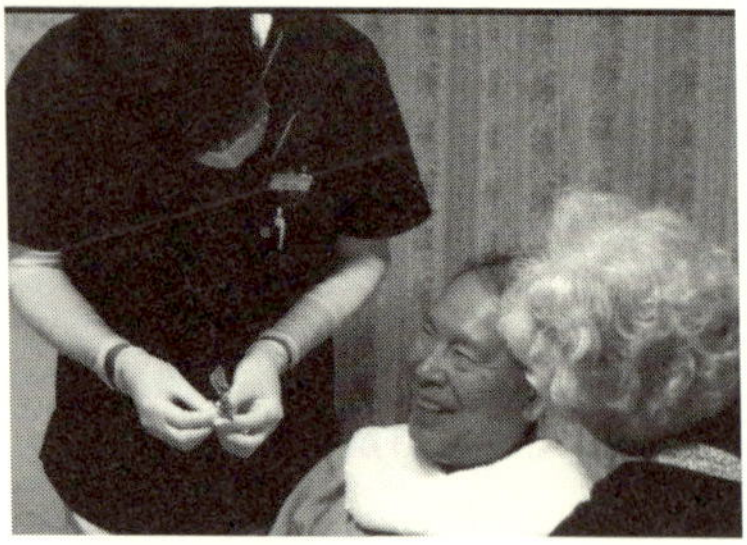

入院される前までは、当歯科院に来られていた患者さんです

た。

こちらから訪ねて治療すると、患者さんから外来以上に感謝していただけることが訪問歯科診療のやりがいです。

3台の診療車で週に100人以上の患者さんを訪問

私たちは、高齢の患者さんの口腔ケアと、患者さんの社会性と尊厳を保つことを目的に、訪問診療を実施しています。

いまは3台の診療車で訪問診療を行っており、現在は1週間に100〜120人ほどの患者さんを訪ねて診療しています。

ご依頼をいただいたら、治療用の機材などを積んだ診療車で、ご自宅まで伺います。訪問歯科診療では、歯科医院に来ていただくのと同じ治療が、ご自宅で受けられます。

健康で長生きしてもらうために口腔ケアが最も重要

お口のケアは、歯の健康を保つだけでなく、肺炎の予防や生活習慣病の予防・改善にも関連があります。

訪問診療は、ご高齢の方、障害があって歯科に通院できない方が対象です。ご要望があれば、社会福祉施設（老人ホーム、ケアハウス、グループホーム、デイケアなど）への歯科往診や、口腔ケア勉強会も行っています。

〈ケア、リハ、治療〉の中では、ケアが最も大切だと感じています。全身の健康はお口からです。健康で長生きしていただくために、口腔ケアは最も重要です。そのため、今後は歯科医や歯科衛生士が寝たきりの高齢者のお宅を訪問するのは当たり前のことになるでしょう。

夏休みに小学生対象のイベントも開催

私たちは、地域のみなさんに口腔ケアの重要性を理解していただくためのイベントなども随時開催しています。

夏休みには小学生を対象に「歯を強くしよう大会」を開催。様々な歯科体験を通して、口腔衛生の大切さを学ぶことで、将来むし歯になりにくい歯になっていくことを願って行っています。3回目となった昨年夏には、35名の小学生が参加してくださいました。

最初に「むし歯について知ろう！」というテーマで勉強。どうしてむし歯になるの？　むし歯菌って何？　どうしてフッ素を塗るの？　など、むし歯について詳しく知ってもらったあと、5つのコーナーで歯科体験。白衣を着て、歯医者さんの体験。模型の歯を削ったり、むし歯を探したり、フッ素を塗ったり。実際に体験しながら、歯についての理解を深めてもらいました。

訪問歯科診療では、外来とほぼ同様の治療を受けることができます

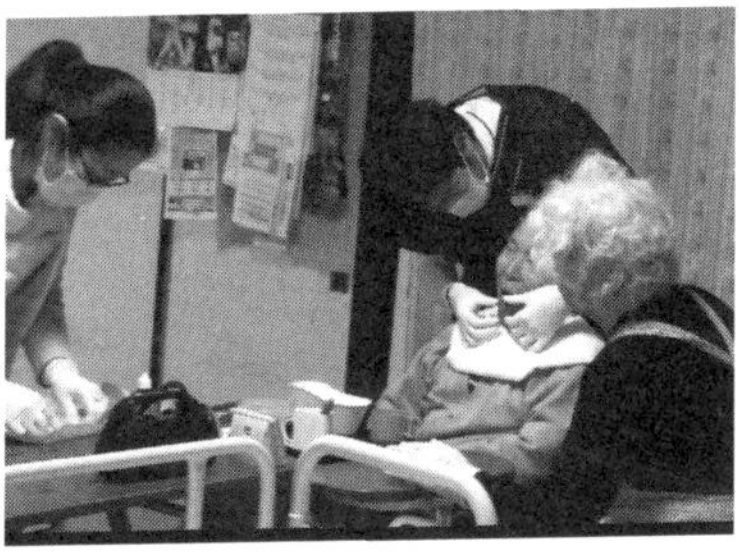

それもすべて、将来に向けて、歯と口の中の健康意識を高め、口腔ケアを大切にしてほしいからです。

ドクターとスタッフが全員で学び、マナーの向上にも取り組む

当院では、小笠原流礼法の先生をお招きして、マナー講習会を行っています。

これは、いまよりもっと質の高いおもてなしができるよう、ドクターとスタッフ全員が学んでいるものです。

例えば、物の授受の際に気をつけること。

「患者さんの目線に合わせ、体を向ける」

「大きい物でも端を持たず、中央を持ってお渡しする」

「小さな物でも文字を隠さないように持つ」

など、細やかな気遣いで患者さんに失礼がないよう取り組んでいます。

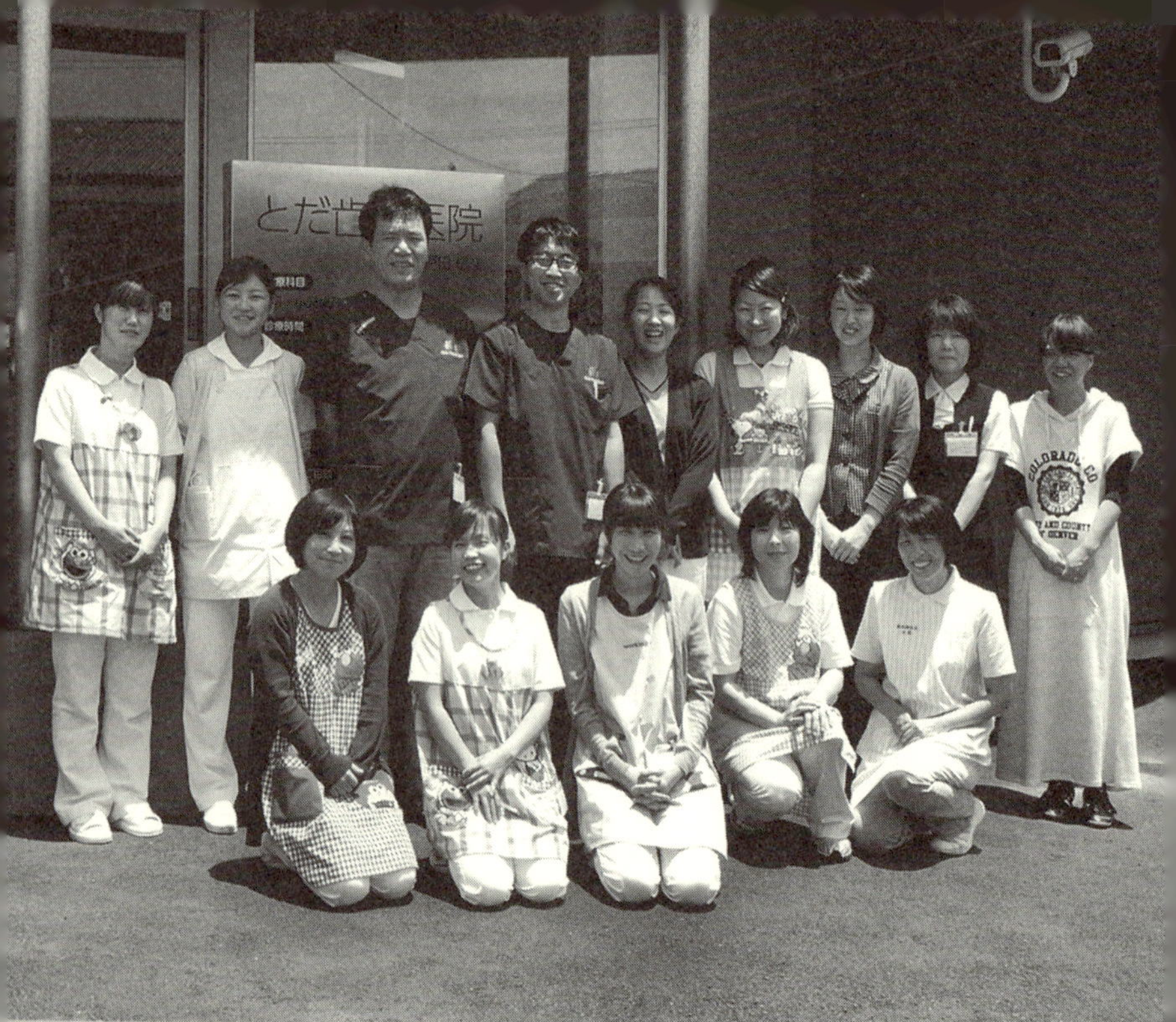

1996年に訪問診療を開始して
すでに2000人以上の訪問実績。
高齢者の患者さんも220名に。

戸田信彦　戸田歯科医院院長

山口県
柳井市

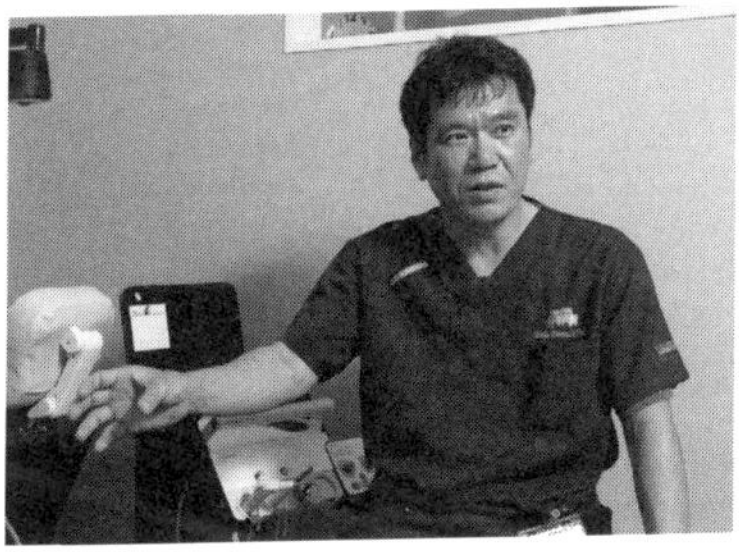

患者さんが笑顔へと変っていくのはうれしいですね

患者さんが笑顔になっていくうれしさがある

いまは山口県の柳井市に移りましたが、1990年に旧玖珂郡大畠町に戸田歯科医院を開業して数年後のこと。従来からの患者さんに頼まれて居宅にお邪魔して診療したとき、口腔内のひどい状況を見て、こういう患者さんは多いだろうなと思い、訪問歯科診療に取り組み始めました。

訪問歯科診療では、感謝されることが多いのがやりがいです。困っていた患者さんが笑顔に変わっている様子を見るのは、うれしい気持ちになります。

1996年から始めて、2000人以上の訪問実績

「歯科医院に通いたくても、移動手段がなくて通えない」という高

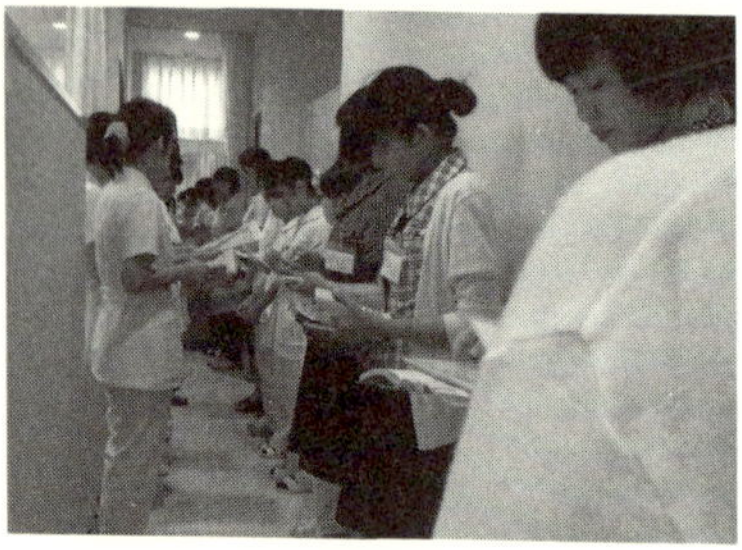

確かな診療のためにもミーティングは欠かせません

齢者の方は、たくさんいらっしゃいます。子育てや仕事など、現役時代に担ってきた多くの役割がひと段落つき、ようやく自分のためにお金や時間を使えるようになった年代。それなのに、「歯が痛い」「入れ歯が合わない」「食事が思うように食べられない」などという理由で、生活が楽しめないのはあまりに寂しいことです。

私たちは、歯科医療を通して高齢者の方々のＱＯＬ（生活の質）を向上させることを目指し、訪問診療に力を入れています。1996年に訪問診療を開始して以来、おかげさまで2000人を超える患者さんにご利用いただいています。

電源につなぐだけで使えるポータブル診療ユニットを完備

訪問診療の最初のステップは「健診」です。

痛むところや気になるところなど、まずはお口の悩みをお聞きします。全身疾患やアレルギーなどについても質問します。その上で、お口の中を診察します。

次に、診療方針を決定します。

検査の結果をご説明し、診療の内容を決めます。患者さんの体調に合わせた診療計画を立てますので、安心してください。

そして「治療、口腔ケア」に入ります。

コンパクトで持ち運びができ、電源をつなぐだけで使えるポータブル診療ユニットなど、充実した往診機材をそろえています。タービンやエンジン、シリンジを備えた本体とバキュームが分離できるので、自宅や施設、病院内での訪問診療時も歯科医院に来ていただくのとほとんど変わりない治療やケアが可能です。

患者さんの会は220名を突破

訪問診療のエリアは医院を中心に半径16キロ以内と決められています。

私たちの場合は、柳井市の全域と、周防大島町、岩国市、田布施町、平生町の一部が訪問可能なエリアです。橋を渡って、屋代島に訪問診療に行くこともしばしばあります。

往診の治療費は、歯科訪問診療として、医療保険の適用が受けられます。治療費のほかに、お礼などは一切必要ありません。

口腔ケアの費用は居宅療養管理指導として、介護保険の適用が受けられます。医療保険と介護保険の自己負担金が同時に発生する場合もあります。

戸田歯科医院では、高齢の患者さんに「これまで以上に元気ではつらつとした生活を送っていただきたい！」という願いを込めて、２００９年に《はつらつクラブ》を設立しました。入会金・年会費は無料で、60歳以上の患者さんならどなたでも入会できます。会員数は、設立後わずか3年で２２０名を突破しました。年に4回、〈はつらつ通信〉というニュースレターをお送りして、耳寄りな情報やお口の健康に関する豆知識などをお届けしています。

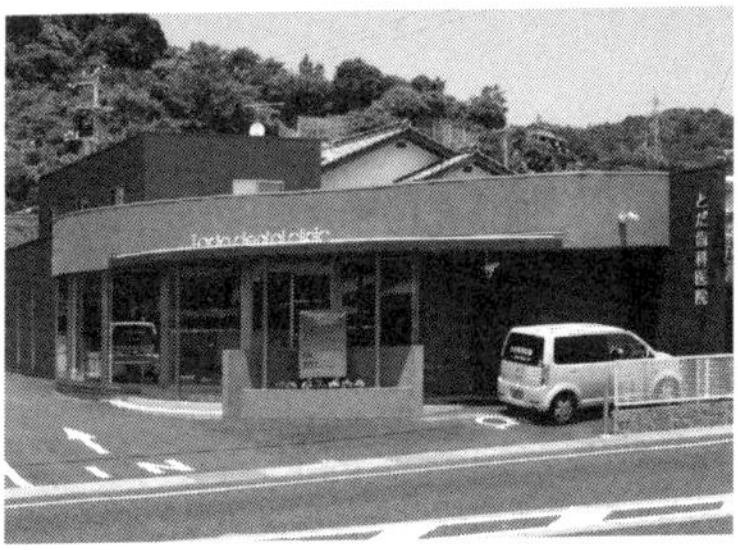

末長いお付き合いのできる歯科医院として、訪問診療にもさらに力を入れていきます

健康に関心を持つ患者さんが増え、要求が高くなっていく

訪問歯科診療は最近、ニュースなどでも取り上げられる機会が増えているように思います。しかしながら、訪問診療を始める歯科医はそれほど増えていません。今後も増えないのではないかという気がします。これをどう改善するかは歯科医にとどまらず、社会全体の課題です。

外来の歯科治療においても、治療の割合が減り、ケアの比率が上がっていくでしょう。歯をなくす人が減り、残存歯数が増え、健康に関心を持つ人が多くなり、歯科への要求も高くなると思います。

介護施設にしても、数が増え、過剰になる可能性がありますので、ケアなどのオプションを持っていないと難しくなるのではないでしょうか。

参考症例

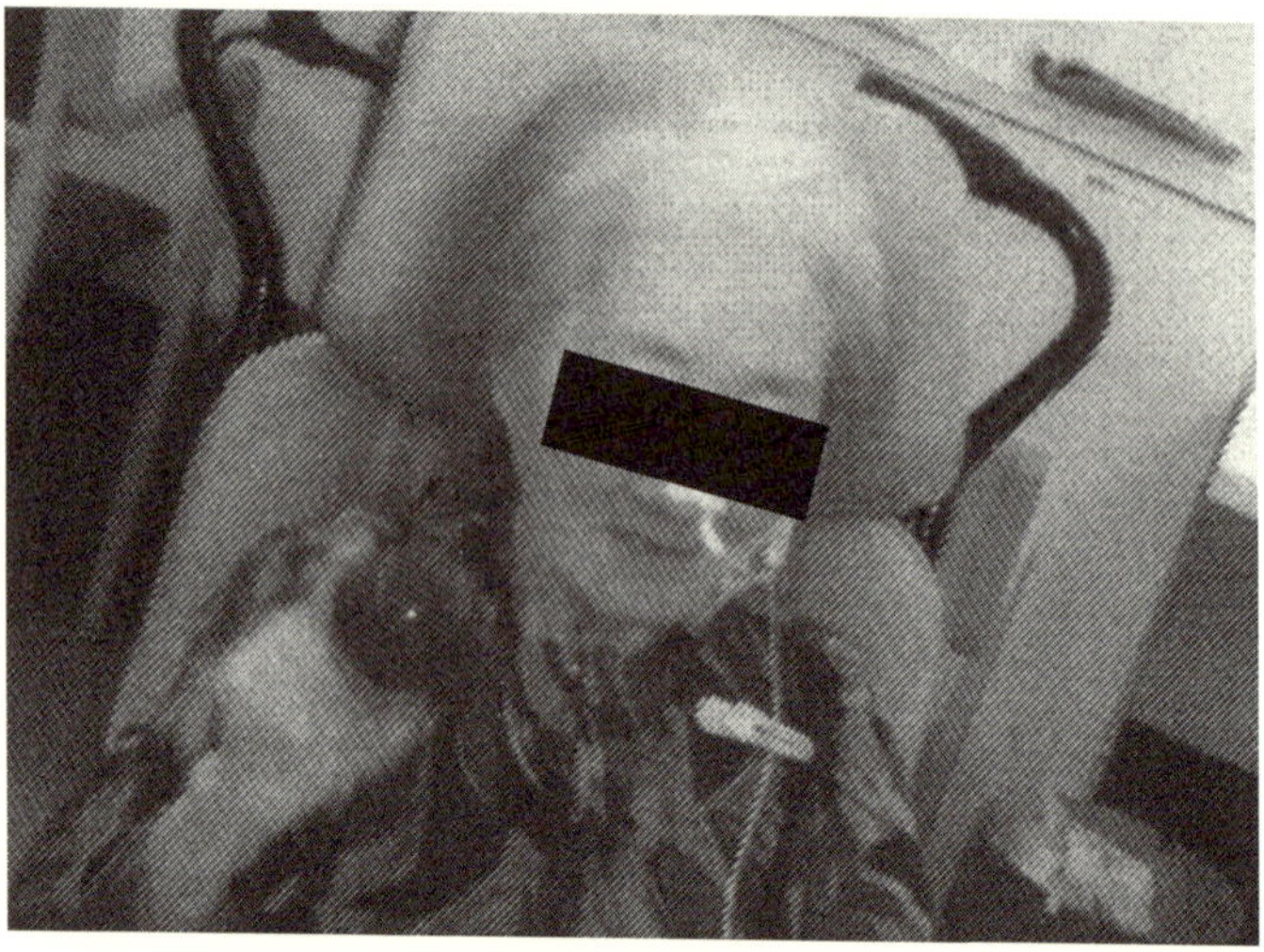

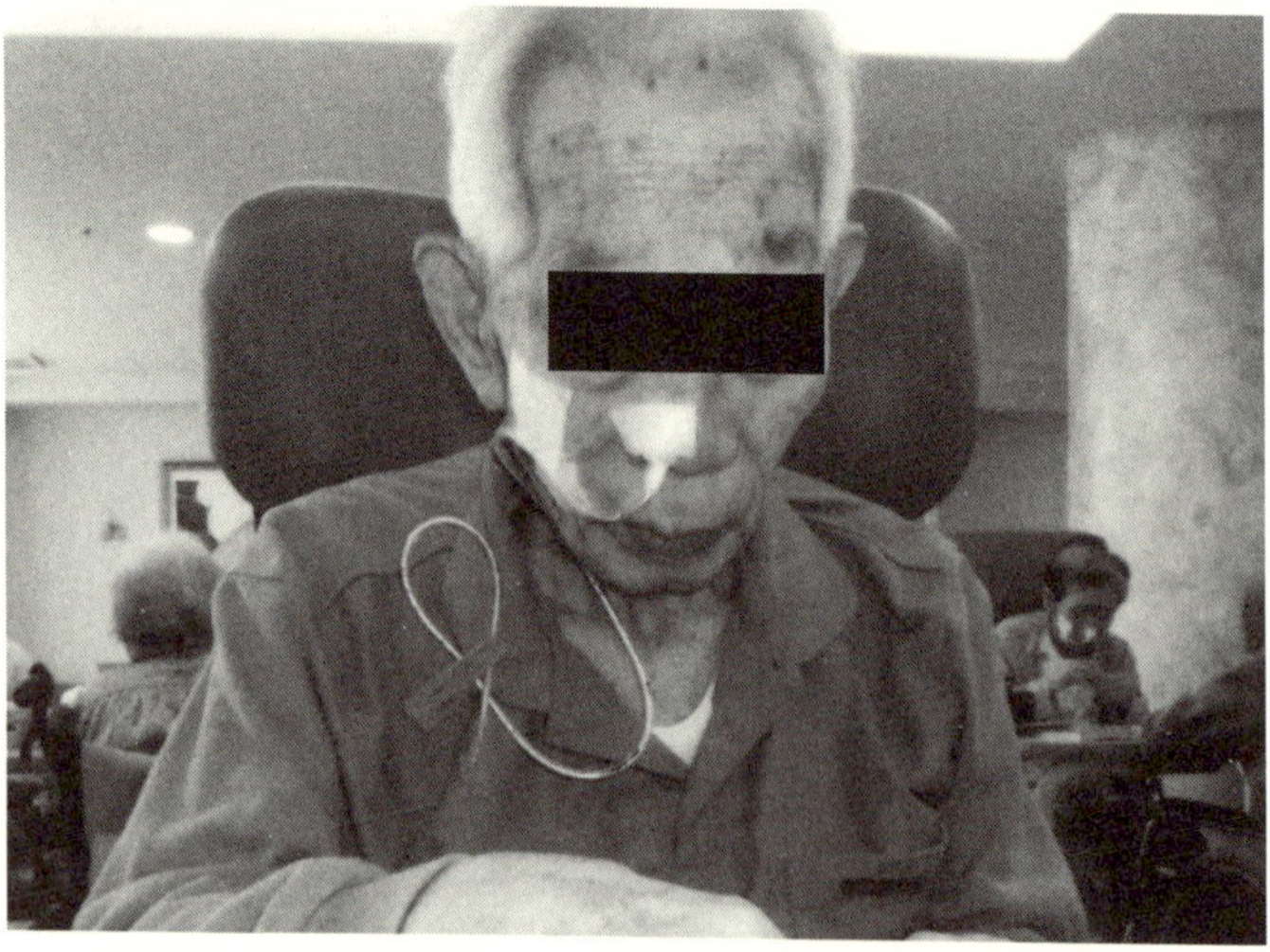

一時はお口から食事をとるのが難しかった患者様

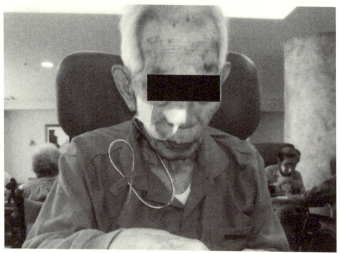

報告：**菅田貴志**　スガタ歯科医院院長

香川県

高松市

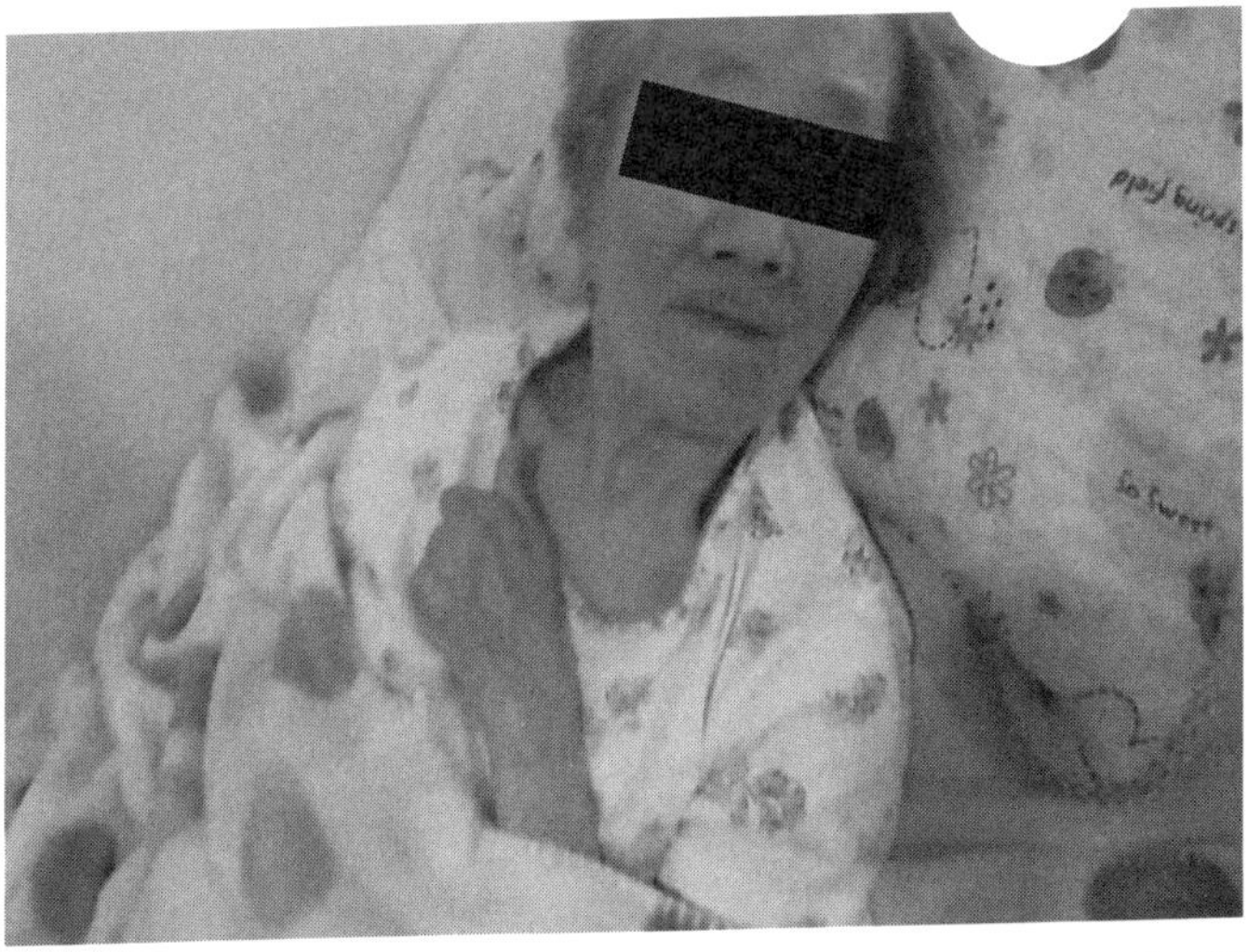

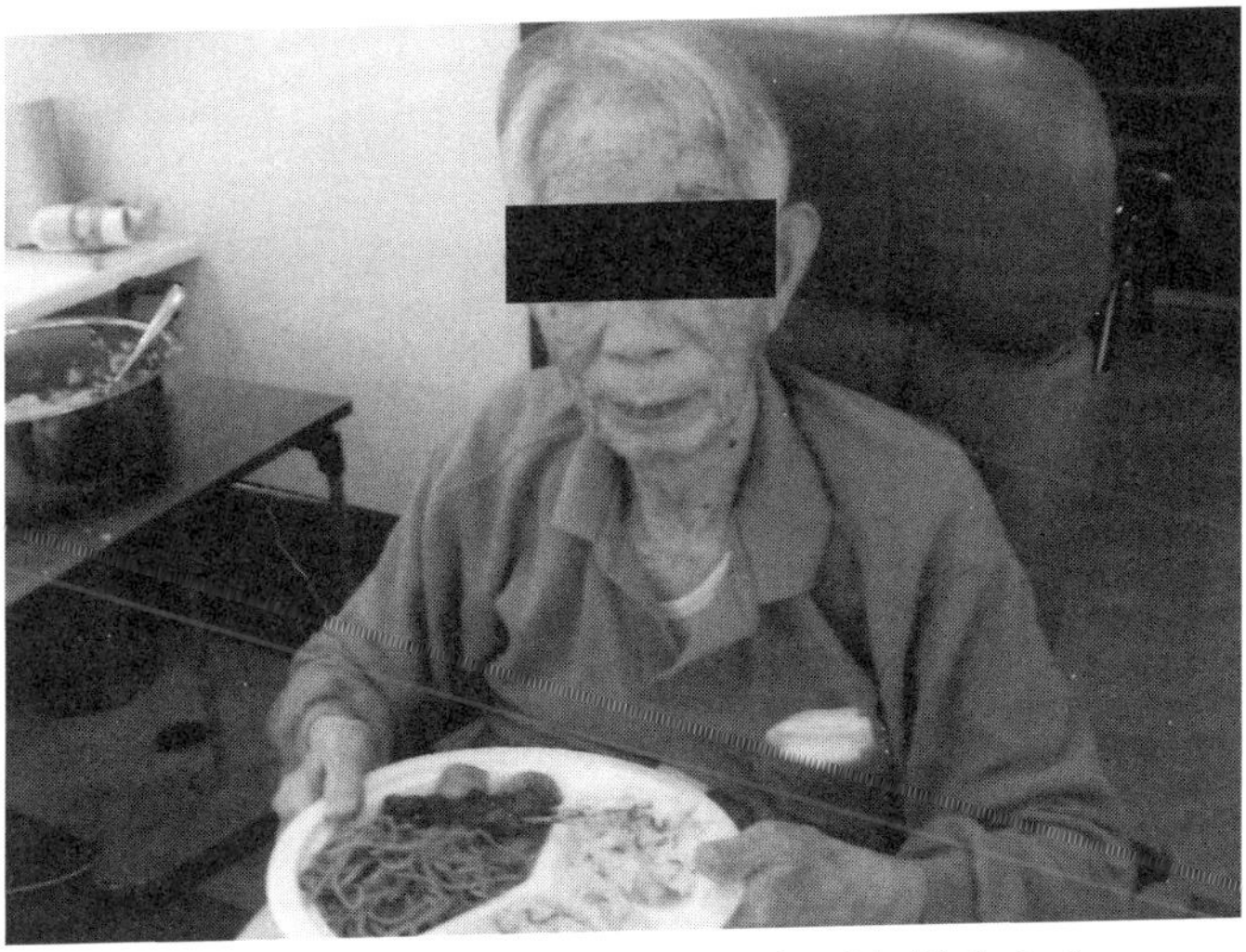

現在は、再度お口から食事をとる喜びを得ました

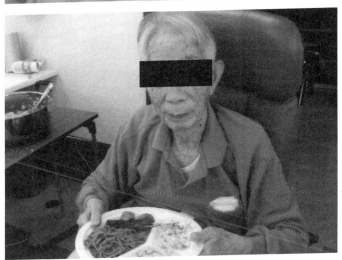

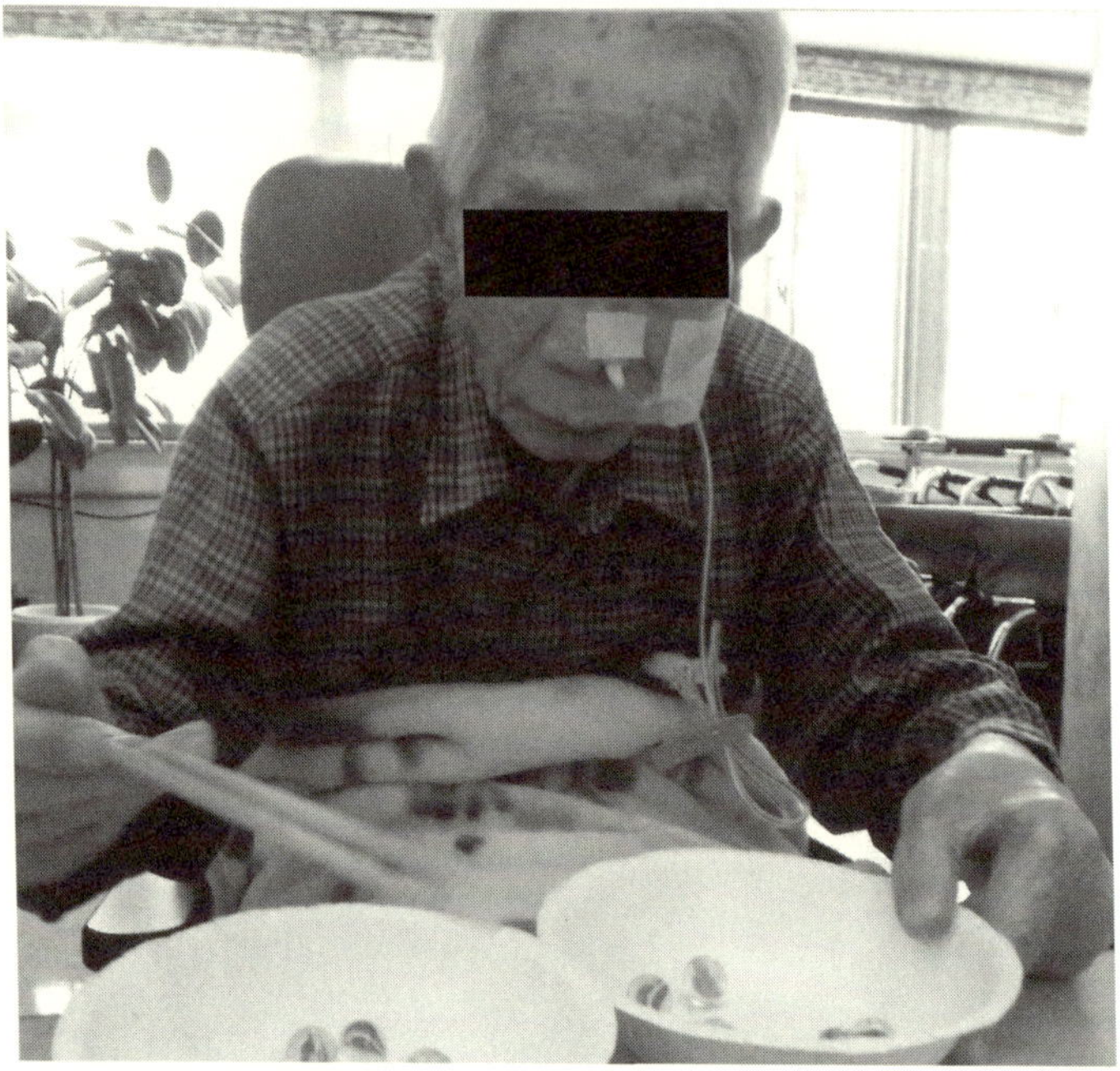

お口からご飯が食べたいと依頼を受け、トレーニング開始＜88歳、男性＞

半年後、普通食が食べられるようになりました

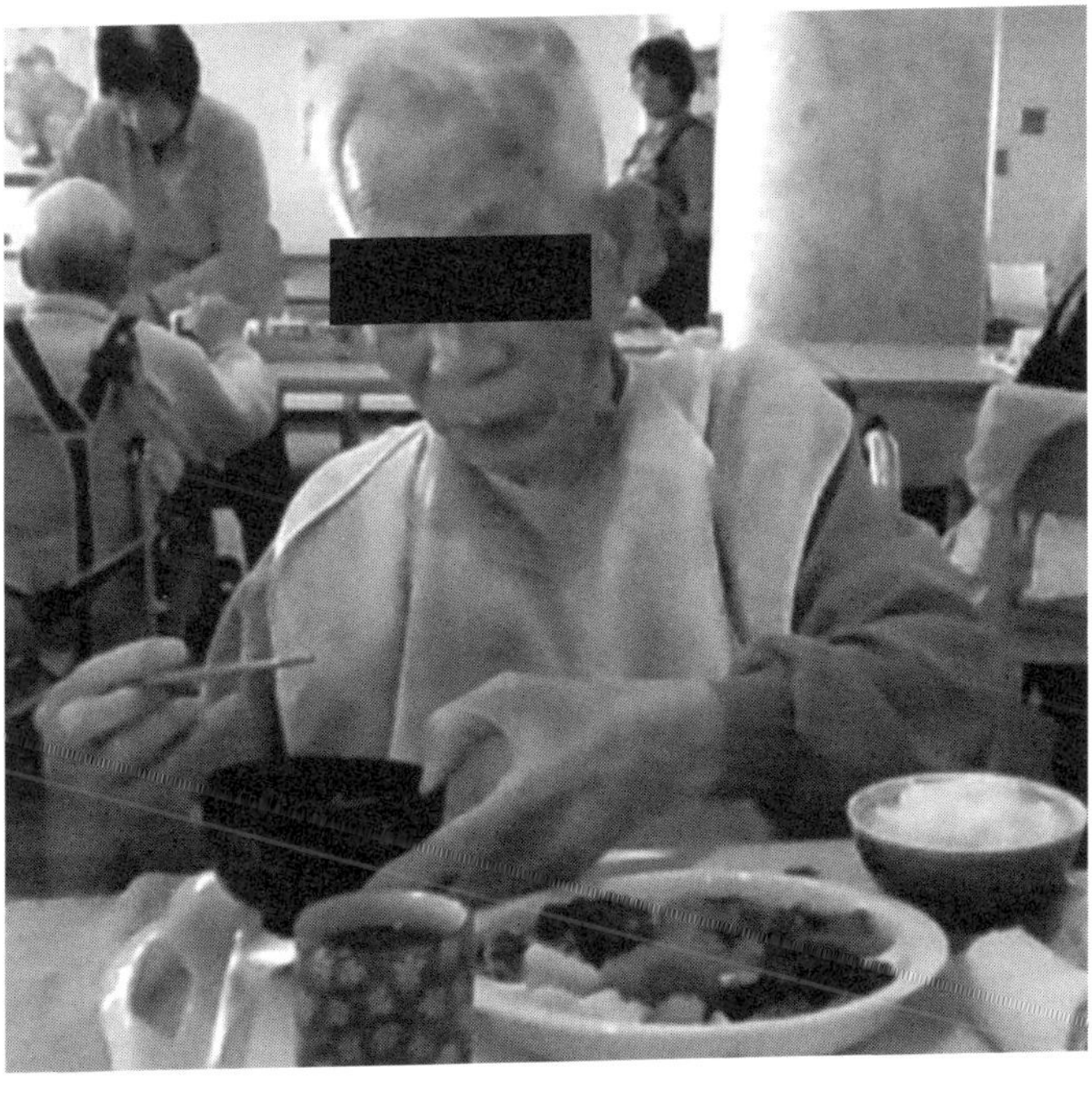

参考症例

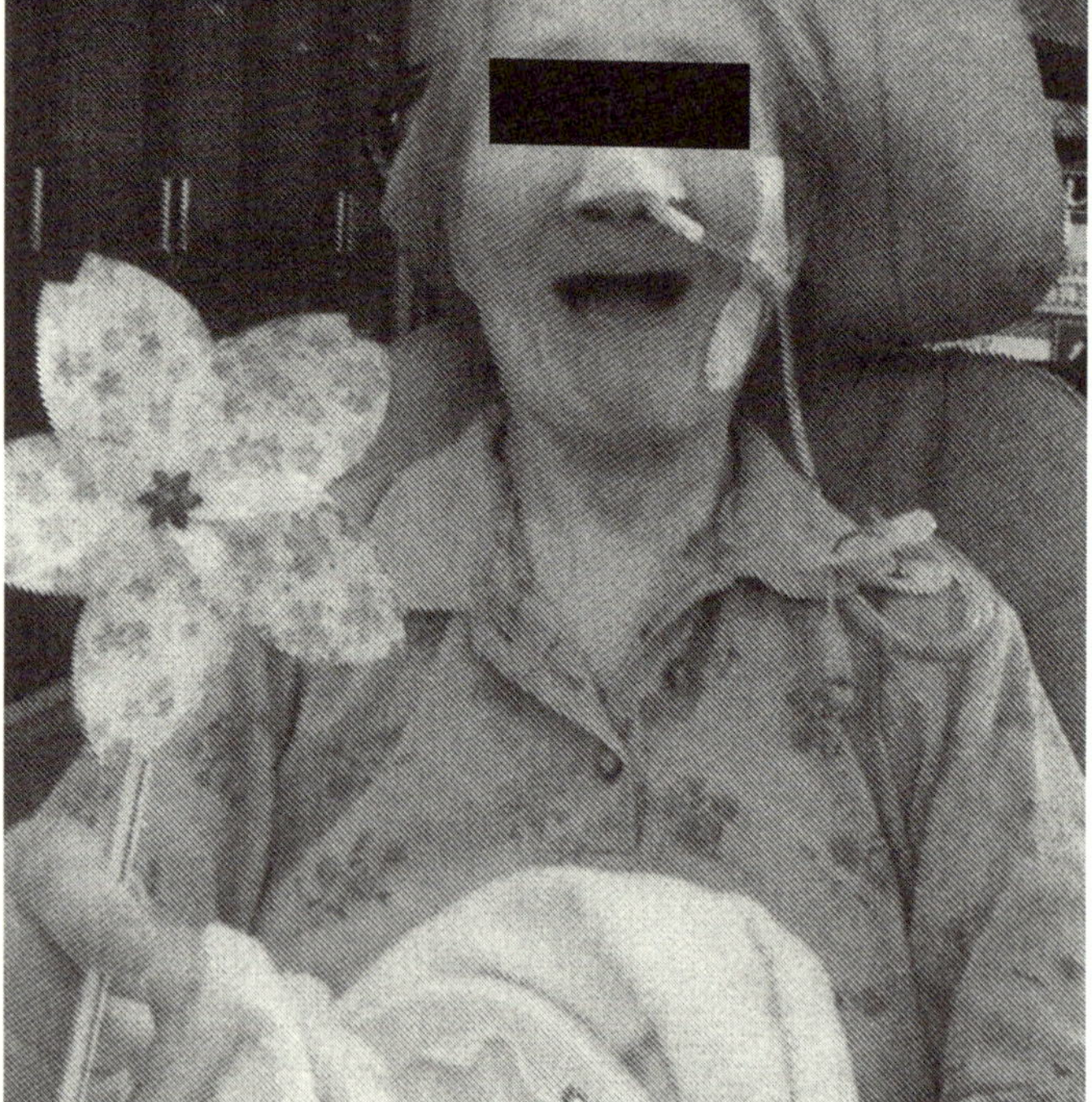

トレーニングを開始してから1年後、スムーズに摂取できるまで回復しました
＜75歳、女性、パーキンソン病＞

お口からご飯が食べたくても、食べることができない方は全国にたくさんいらっしゃいます。一人でも多くの方が、再度お口から食事ができる喜びを感じられるようサポートしようと頑張っている歯科医院が多くあります。

お困りの方はぜひ訪問診療を行っている歯科医院に、一度ご相談なさってはいかがでしょうか。

菅田貴志

スガタ歯科医院院長（香川県高松市）

症例提供：医療法人社団スガタ歯科医院 訪問診療部

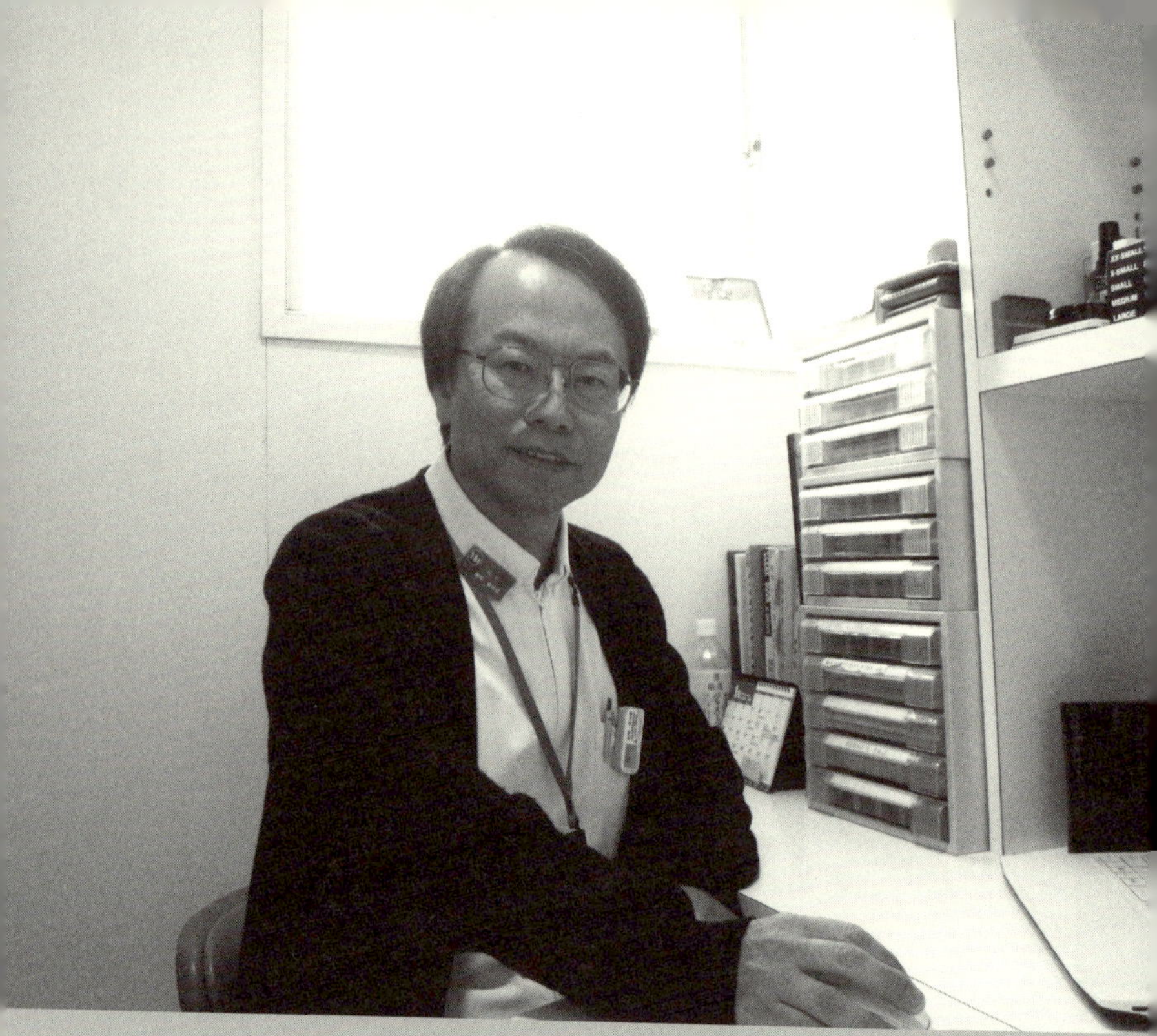

訪問歯科医という仕事を通して、
障害や病を負った人たちのために
自分を活かす機会に恵まれました。

松尾東洋彦　松尾歯科医院院長

福岡県

福岡市

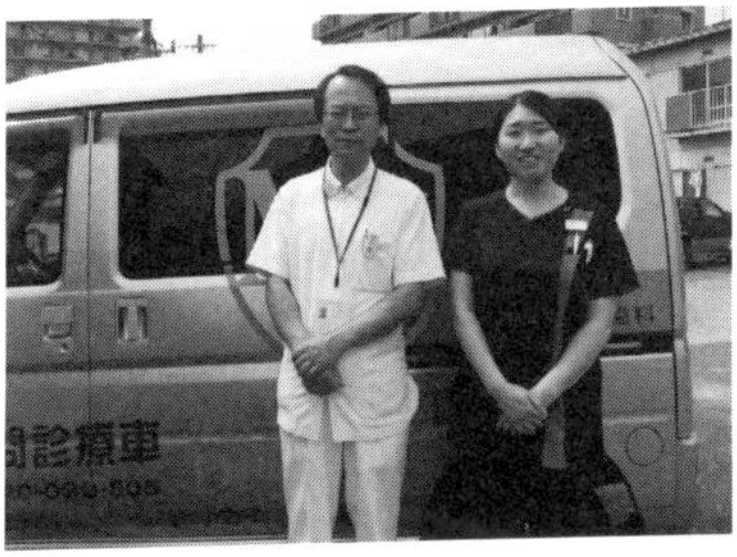

訪問歯科診療の認知が広まりつつあると感じています

学生時代から口腔衛生のサークルを作って活動

歯科大学の学生時代、口腔衛生に関する学生サークルを作って活動していました。その一環として、障害者の施設を見学に行ったとき、そこに歯科医が往診に来ているのを見て、興味を持ったのが訪問歯科診療との最初の出会いです。

開業後しばらくして、医院の体制も落ち着き、「何か社会的な仕事をしたい」と思っていたころ、障害者施設に勤務している看護師さんから相談を受け、障害者施設に診療に行き始めたのが、本格的に訪問歯科診療を始めるきっかけです。

少しでも障害や病を負った人たちの役に立ちたい

現代社会は複雑です。格差社会でもあり、不平等な社会でもあり

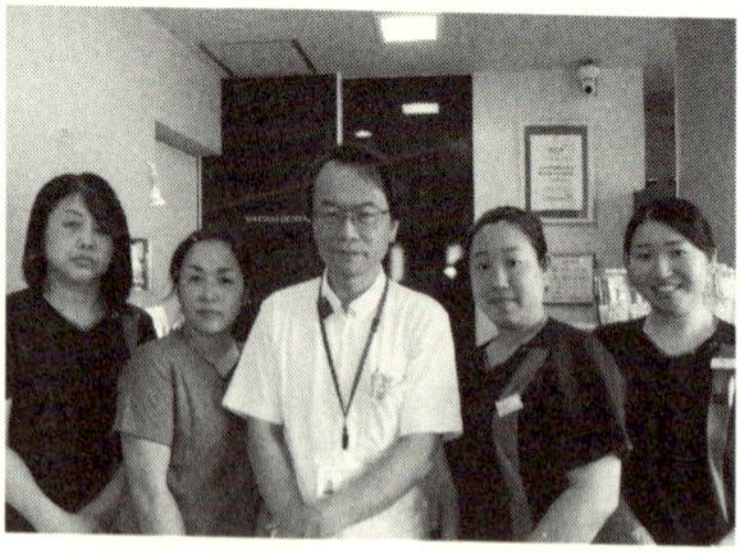
訪問歯科診療を行う当院のスタッフです

ます。一人ひとりの人生は、誕生と同時に環境的因子や身体的因子に左右されます。そして、先天的あるいは後天的な要素によって障害を負った人たちがいます。私は、数多くの仕事の中から歯科医という仕事に従事し、障害や病を負った人たちのために自分を活かす機会に恵まれました。

私は、自分があるのは多くの人たちの好意のおかげだと思っています。仕事を通じて、少しでも障害や病を負った人たちの役に立ちたいと思って日々努力しています。

現在、当院では歯科医2名、歯科衛生士2名、歯科アシスタント2名の体制で、訪問歯科診療を行っています。

トラブルが起きる前に対応できるよう、定期的な訪問を

ケア、リハ、治療のうち、以前は治療に力を入れていましたが、患者さんの口腔内の状況が改善して、歯ぐきや義歯の問題がなくな

ってくると、その状態を長く維持させること、つまりケアに力を入れるようになりました。訪問診療を担当している患者さんに対しても、なるべく定期的に訪問して、ケアをするようにしています。

在宅の患者さんの場合、ほとんどの人が、トラブルが起きた時点で連絡して来られるので、最初からやり直しすることが多いのが課題です。最近はリハの依頼も増えてきています。多職種の方との連携を重要視して、連絡を密に取るよう心がけています。

今後の訪問歯科診療は、技術や診療内容でも差がつく

10年前は、一部の先生が専用の訪問歯科ユニットを持参して訪問歯科診療をしておられる程度でした。大部分の先生は、訪問歯科診療をされていないか、たまたまする機会があっても、義歯の調整か応急処置をされるくらいで、継続的に訪問診療計画を立てて訪問するまではしておられませんでした。

ところがここ数年のうちに、積極的に訪問診療をされる先生が増えてきました。

いまのところはまだ、個々の先生が訪問される件数はそれほど多くないと思いますが、患者さんの間にも、「歯科医が訪問診療をやってくれるんだ」という認知が広まりつつあります。これからは、外来と同じく、行けば喜ばれるだけでなく、診療内容の差や、技術の差が問題となってくるので、日々改善していく努力が必要だと思います。

帰宅支援協議に歯科医も参加することが重要になる

日本の歯科医療費は、1996年以降、2兆5000億円から2兆6000億円でほぼ横ばいに推移してきました。しかし、2012年に中医協の資料で出された『歯科治療の需要の将来予想』によると、齲蝕《うしょく》の減少に伴い、健常者への従来までの修復治療や補綴治

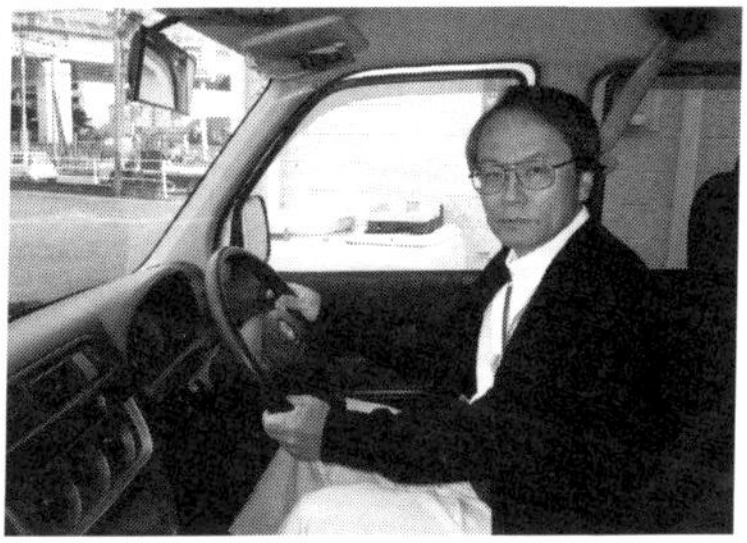

訪問歯科診療は、社会的に大変意義のある仕事と考えています

療は減少し、一方で全身的な疾患や歯の喪失、加齢による口腔内の変化に伴い、高齢者を中心とした口腔機能の回復を含んだ歯科治療需要が増加していくと示されています。

　わが国の高齢社会に対する医療・歯科医療の対応は喫緊の課題です。これからは各地域に応じた歯科保健医療提供の体制づくりが進んでいくでしょう。

　介護においては、地域包括ケアを進め、さまざまな職種を地域包括ケアのチームの中に位置づけていく方針が示されています。

　病床の再編・連携について、歯科は高度急性期では周術期口腔機能管理のさらなる充実、回復期、慢性期では咀嚼機能の維持・回復や口腔機能管理、栄養サポートチーム、摂食嚥下チーム等への積極的な関わりが求められます。

　病院を退院し、自宅や施設に移動後にも歯科的関わりが途切れることがないよう、入院中の帰宅支援協議の場面での歯科の参加も重要になると思います。

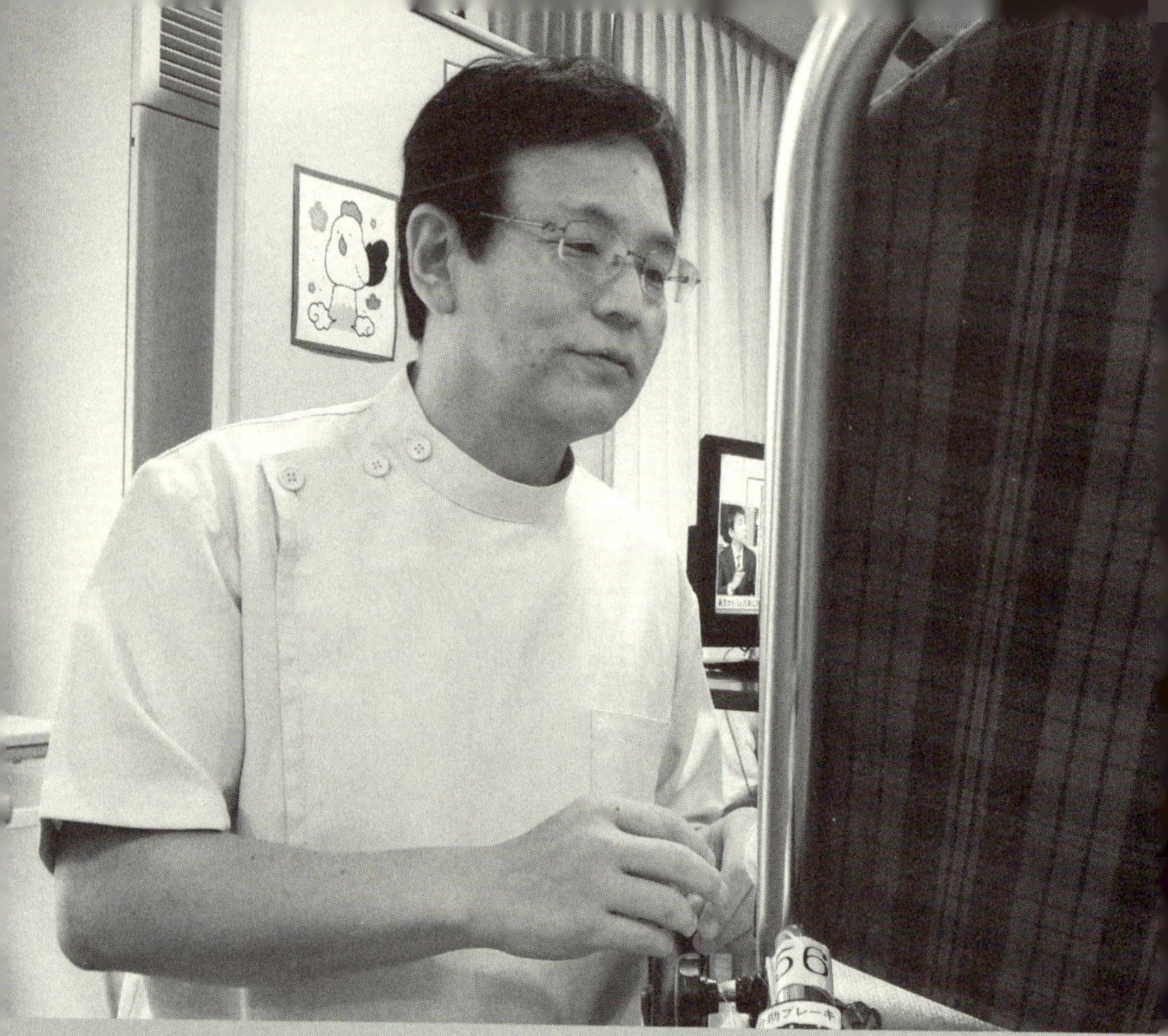

余命１ヵ月と診断されながらも、
家族の願いで義歯を作ってあげた。
大好きな唐揚げを食べてもらえた。

吉原正明　吉原歯科医院院長

兵庫県
三田市

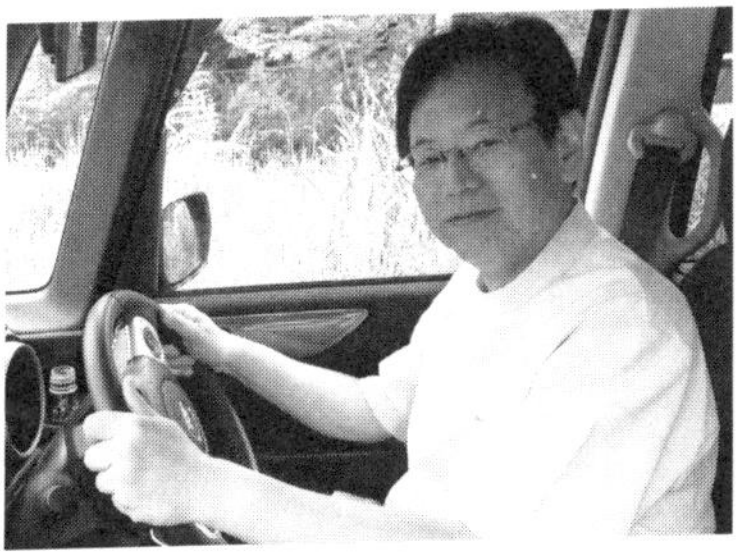

来院できない方がいらっしゃる。訪問診療は必要なのです

特養入所者の口腔内を検診してショックを受けた

25年前、ずっと治療に通ってくれていた患者さんが病気で通院できなくなり、「自宅で治療してもらえませんか」と頼まれたのがきっかけで、訪問歯科診療が始まりました。

その翌年、同じように、特養に入所された患者さんから依頼を受けて、特養に歯科治療に行くようになりました。この時、同じように入所されている方々の口腔内を検診してショックを受けました。あまりにも、ひどい状態だったからです。

誰かが入所者の口腔内の健康を守らなければ……という思いで、できるだけ定期的に訪問して、歯科治療を行う取り組みを始めました。しばらくは試行錯誤で、私が訪問診療をすることが中心でしたが、行くたびに、いたちごっこを繰り返している空しさがありました。というのも、せっかく私が訪問して入所者の方の口の中をきれ

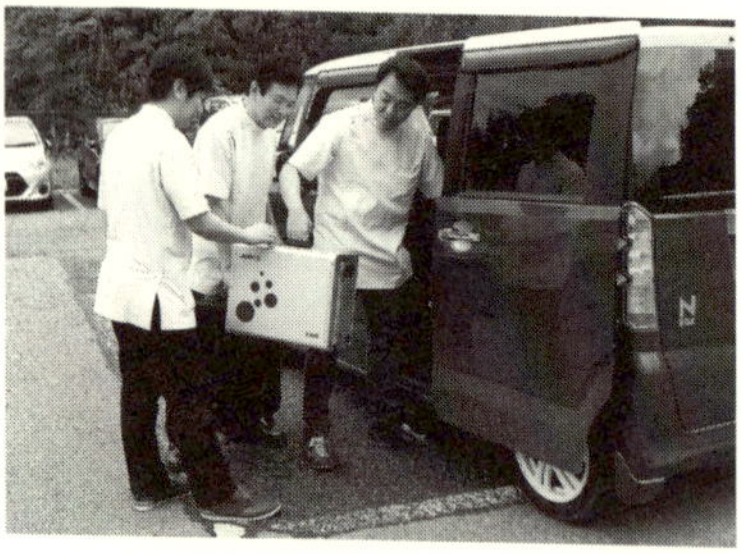

訪問診療のための専用器具を
持って本日も行ってきます！

いにしても、次に訪ねるときはまた元通りの汚い状態に戻っているのです。

そこで、ある時期から、口腔ケアの必要性を介護職員に啓発し、日頃から口腔ケアを習慣づけるよう、働きかけました。

美味しいものが口から食べられる喜び

訪問診療をするたびに、ほとんどの方から感謝していただけるのが、この仕事のやりがいです。いちばんうれしいのは、それまで口から食事をとれなかった患者さんから、「先生、美味しいものが口から食べられるようになりました。ありがとうございます」と、伝えられたときです。そんなときは、歯医者冥利に尽きると感じます。

私にも認知症がある義母が家にいます。認知症が進んだせいか、私が作製した義歯なのに入れてくれないときがあります。食べることは大切です。朝、義歯を入れ忘れないよう、紙に指示を書いて、必ず入れてくれるよう努めています。

余命1ヵ月、義歯を作って大好きな唐揚げを食べた

「おばあちゃんが余命1ヵ月と診断されたので、施設から自宅に連れて帰り、残された日々を過ごしてもらおうと決めました」と、自宅で看取る決心をしたご家族から、次のような相談を受けました。「おばあちゃんは唐揚げが大好きです。もう一度、家で唐揚げを食べさせてあげたいのですが、どうにかなりませんか」

私は訪問診療をして、そのおばあちゃんの状態を確かめました。正直なところ、なかなか難しいと思ったのですが、ご家族のたっての願いです。まずは〈食べられる口〉を作るため、口腔ケアに取り組みました。それから苦労して義歯を新しく作りました。すると、本人の「唐揚げを食べたいな」という強い意志も手伝ったのでしょう、口から少し食べられるようになり、義歯も使えるようになりま

した。そして、ついに大好きな唐揚げを食べてもらうことができました。

おばあちゃんは、それから半年の間、自宅で家族とともに過ごすことができました。

いまある歯の健康をいかに保つかが治療の大事な柱に

今後、ますます訪問歯科診療を必要とする患者さんが増えるでしょう。施設よりも、在宅高齢者の診療が増えると思います。私たちは、「口から食べることをあきらめない」ために、口腔ケアをしながら、口腔リハを重要視する訪問歯科でありたいと考えています。

口から食べる幸せをサポートする、包括的な医療連携が進み、多くの職種の人々が関わって、健康寿命を長くできるケアが今後ますます重要になります。残存歯数が多い高齢者が増えるため、義歯などの補填治療が減少し、口腔ケア、口腔リハ、メンテナンスが中心

当院のスタッフです

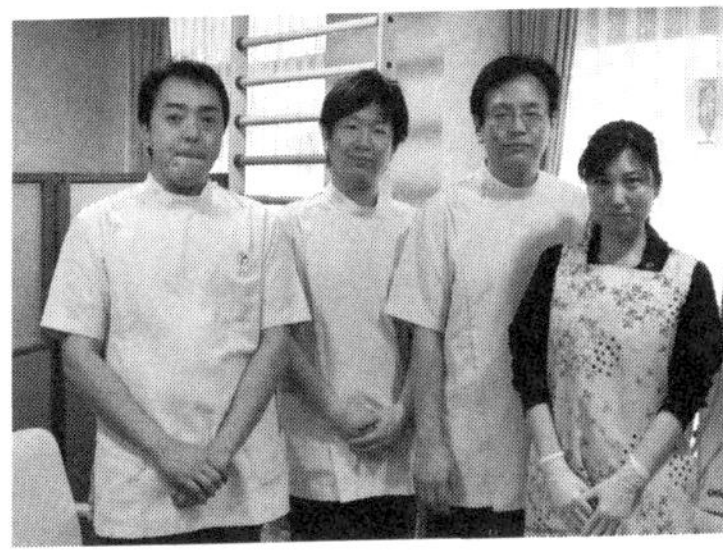

になるでしょう。いま残る歯をいかに長く持たせるかを考慮した治療が大切になります。

これからの介護の現場に思うこと

ただ寿命が大切な長寿ではなく、「天寿」を思う介護の世界になると思います。与えられた寿命を十分に生かし切ること。遠い先を見るのでなく、今を生きる。生を支える医療や介護に移行していくでしょう。

私は、在宅医療で多くの死を見つめ、考えさせられています。医療が発達したせいで、自然な形で死ぬことができず、無理矢理生かされているように感じる場合が多々あります。患者さんや高齢者のそんな苦しみが世間に伝わっているでしょうか。今を生きるための本当の幸せとは何か、一緒に考え、それを実現できる世の中になればいいなと願っています。

訪問《ほうもん》歯科《しか》診療《しんりょう》のすすめ

2017年11月30日　初版第1刷

監　修 ――― 一般社団法人《いっぱんしゃだんほうじん》日本《にほん》訪問《ほうもん》歯科《しか》協会《きょうかい》
発行者 ――― 坂本桂一
発行所 ――― 現代書林
〒162-0053　東京都新宿区原町3-61　桂ビル
TEL／代表　03 (3205) 8384
振替 00140-7-42905
http://www.gendaishorin.co.jp/
カバーデザイン ――― 鈴木和也
本文デザイン ――― 中曽根デザイン

印刷・製本：(株) シナノパブリッシングプレス
乱丁・落丁はお取り替えいたします。

定価はカバーに
表示してあります。

ISBN978-4-7745-1663-9 C0047